Leitlinien

mit Beiträgen von Erika Baum, Dieter Borgers
Silke Brockmann, Hendrik van den Bussche
Christa Dörr, Norbert Donner-Banzhoff
Michael Fiene, Rainer Herrn, Claudia Kilbinger
Hanna Kirchner, Peter Maisel, Werner Maschewsky
Günter Ollenschläger, Norbert Schmacke
und Hans-Jürgen Urban

D1700785

Herausgeber und Redaktion: Dr. phil. Dr. rer. med. Thomas Gerlinger, Dr. med. Harald Heiskel, Dr. med. Markus Herrmann MPH, Lioba Hinricher, Germanus Hungeling MPH, Dr. rer. med. Uwe Lenhardt, Prof. Dr. phil. Michael Simon, Prof. Dr. rer. med. Klaus Stegmüller

Redaktionsbeirat: Prof. Dr. med. Heinz-Harald Abholz, Priv.-Doz. Dr. med. Dieter Borgers, Dr. med. Christian Gaedt, Dr. med. Here Klosterhuis, Priv.-Doz. Dr. rer. pol. Hagen Kühn, Prof. Dr. rer. pol. Rolf Rosenbrock, Dr. med. Udo Schagen, Prof. Dr. med. Beate Schücking

Zur Reihe KRITISCHE MEDIZIN IM ARGUMENT

Das *Jahrbuch für Kritische Medizin* ist ein Forum der Diskussion über den gesellschaftlichen Umgang mit Gesundheit und Krankheit. Die Orientierung auf eine soziale und humane Medizin führt zur Kritik am biomedizinischen Reduktionismus und zu Konzepten der Gesundheitsförderung und Prävention. Die wissenschaftliche Aufarbeitung dient der Beurteilung und Kritik von Gesundheitspolitik und Praxis im Gesundheitswesen.

Die Reihe begann 1970 als »Kritik der bürgerlichen Medizin«. Sie ist seither Plattform der um theoretische Fundierung bemühten Reformkräfte im Gesundheitswesen. Das Inhaltsverzeichnis der bis 1986 erschienenen ca. 40 Bände findet sich im »Jahrbuch für Kritische Medizin 12: Medizin, Moral und Markt« (Argument-Sonderband 146, Argument Verlag, Hamburg 1987). Die Fortschreibung des Inhaltsverzeichnisses bis 1997 ist erschienen in: »Jahrbuch für Kritische Medizin 27: Gesundheit, Bürokratie, Managed Care« (Argument Verlag, Hamburg 1997). Das Register kann in regelmäßig aktualisierter Fassung auch via Internet über die Homepage der Forschungsstelle Zeitgeschichte abgerufen werden (http://userpage.fu-berlin.de/medberuf/).

Jährlich erscheinen zwei Bände, jeweils im Frühjahr und im Herbst. Jeder Band enthält neben Aufsätzen zum titelgebenden Schwerpunkt auch freie und kleinere Beiträge.

Die Redaktion bittet um Zusendung von Manuskripten bzw. um Exposés (ca. 1 bis 2 Seiten) beabsichtigter Beiträge. Redaktionsadresse: Uwe Lenhardt, Wissenschaftszentrum Berlin, AG Public Health, Reichpietschufer 50, 10785 Berlin. Ein Merkblatt zur formellen Manuskript- bzw. Diskettenerstellung kann bei der Redaktion angefordert werden. – Die Redaktion bittet darum, nach Möglichkeit die Reihe zu abonnieren (siehe Bestellschein am Ende des Bandes). Jedes einzelne Jahrbuch ist über den Buchhandel erhältlich.

Die Deutsche Bibliothek – CIP-Einheitsaufnahme

Ein Titeldatensatz für diese Publikation ist bei
Der Deutschen Bibliothek erhältlich

© Argument-Verlag 2001
Eppendorfer Weg 95a, 20259 Hamburg
Umschlagentwurf: Johannes Nawrath, Hamburg
Fotosatz: Steinhardt, Berlin. Druck: Alfa-Druck, Göttingen
Erste Auflage 2001

ISSN 0341-0943
ISBN 3-88619-814-6

Editorial

Betrachtet man die Diskussion um Leitlinien in der Medizin der letzten Jahre, so mag die Leitlinie selber als Produkt eines »dialektischen Sprungs« erscheinen – des bekannten Umschlags von Quantität in Qualität nämlich – nur in umgekehrter Richtung. Nicht ein Immer-Mehr an medizinischem Wissen führt hier zu einer neuen »höheren« Qualität der Medizin, sondern ein Immer-Weniger von verteilbaren Ressourcen innerhalb des solidarisch finanzierten gesetzlichen Krankenversicherungssystems erzeugt den Druck, effiziente Instrumente eines durchgreifenden Qualitätsmanagements zu implantieren, wobei der »Leitlinie« eine strategische Bedeutung zukommt. Wenigstens im gesundheitspolitischen Diskurs gelingt damit der Sprung vom jammervollen Beklagen mangelnder Ressourcen hin zur Hoffnung auf das Erklimmen neuer Qualitätsstandards, mit denen gleichzeitig die ungeahnten Schätze verheißener Wirtschaftlichkeitsressourcen gehoben werden können. Mit Dialektik hat das freilich wenig zu tun, jedenfalls wenn man unter Dialektik mehr verstehen will, als eine Unterdisziplin der Rhetorik.

Zweifelsohne können Leitlinien notwendige und vorteilhafte Instrumente in der ärztlichen Entscheidungsfindung sein. Sie bündeln den Stand medizinischer Forschung, machen ärztliche Entscheidungen transparent, bieten für definierte Problemstellungen ein rationales und rationelles Lösungsschema an, verhelfen dem Patienten zum medizinisch Notwendigen und schützen ihn gleichzeitig vor überflüssiger Diagnostik und nutzloser Therapie. Für die Kostenträger dienen sie zur Planung von Ausgaben, der Begründung von Einsparungen ebenso wie der notwendigen Kontrolle von Leistungserbringern.

Aber unter dem Druck der Verhältnisse und durch die Möglichkeiten des Internets boomt die »Leitlinie«, die an sich Überblick schaffen und Wissen bündeln sollte, ins Unüberschaubare. Mittlerweile gibt es allein in Deutschland über 1 500 Leitlinien von Fachgesellschaften, Berufsverbänden, Kostenträgern, Ärztekammern, Krankenhausverbänden bis hin zu wissenschaftlichen Instituten, Medizinindustrie, Praxisverbänden und Einzelexperten. Übersteigt die Beurteilung der Aussagekraft einer wissenschaftlichen Studie oft schon die Möglichkeiten des Arztes/der Ärztin, die seine/ihre Entscheidungen wissenschaftlich begründen will, so ist die Beurteilung der Qualität von Leitlinien mittlerweile selber Gegenstand spezialisierter Forschung.

Da es keine Erkenntnis ohne Interesse gibt, gibt es auch keine Leitlinie, deren Autorenschaft nicht reflektiert gehört. Auch bei strengster Anwendung der Regeln wissenschaftlicher Evidenz durch »unabhängige« Expertengremien können Leitlinien uns allzu oft doch nur trügerische Entscheidungssicherheit bieten. Die wissenschaftlichen Tatsachen, die die Leitlinien begründen, können nur solche sein, deren Gegenstand der wissenschaftlichen Untersuchung auf möglichst hoher Evidenzstufe zugänglich ist. Akupunktur, Psychoanalyse, chirurgische Interventionen lassen sich aber nicht doppelblind untersuchen. Schwerwiegender noch beeinflusst der enorme finanzielle Aufwand der Studien die wissenschaftlichen Erkenntnisse, die uns am Ende zur Verfügung stehen. Es werden neue industriell gefertigte Substanzen untersucht, deren Patentschutz Gewinne garantieren sollen und die Entwicklungskosten wieder einspielen müssen. Steht am Ende einer teuren Forschung kein gewinnträchtiges Produkt, so besteht auch kein entsprechendes Forschungsinteresse.

Der vorliegende Band beschäftigt sich mit Leitlinien in der Medizin aus unterschiedlichsten Perspektiven. *Michael Fiene, Hanna Kirchner* und *Günter Ollenschläger* von der Ärztlichen Zentralstelle Qualitätssicherung (ÄZQ) weisen darauf hin, dass auch die Entwicklung der besten Leitlinie nur Ressourcenverschwendung ist, wenn nicht auch Verbreitung, Implementierung und Evaluation abgesichert werden. So ist im ambulanten Sektor zum Beispiel die Kenntnis über relevante Leitlinien marginal, ihre Umsetzung rudimentär. Die Akzeptanzprobleme sind begründet in der Angst vor Reglementierung, Angst vor juristischen Implikationen, unklarer Evidenzlage unter Alltagsbedingungen und vor allem auch mangelnder methodischer Qualität der Leitlinien. *Fiene et al.* weisen auf eine Vielzahl von Möglichkeiten hin, um die Akzeptanz von Leitlinien zu erhöhen und sie effektiv zu implementieren und zu evaluieren.

Insbesondere in der hausärztlichen Versorgung stößt die Entwicklung und Anwendung von Leitlinien auf Probleme. *Silke Brockmann* und *Dieter Borgers* berichten vom Leitlinien-Projekt der Deutschen Gesellschaft für Allgemeinmedizin (DEGAM). Sie hinterfragen den Wert von evidenzbasiertem Wissen, das als Produkt einer reduktionistischen biometrischen Wissenschaftlichkeit durch eine »Trial-Industrie« an folgsamen, gut kontrollierten Krankenhauskollektiven gewonnen wurde für die Lösung von Problemen in der hausärztlichen Versorgung. Hier sind die Problemlagen nicht Diagnosen, sondern Beschwerdekomplexe, hier werden nicht normierte Fallkollektive behandelt, sondern Menschen in ihrem jeweiligen soziokulturellen Umfeld und ihren individuellen Bedürfnissen.

Am Beispiel der Erstellung der DEGAM-Leitlinie Nr. 2 »Müdigkeit« erörtern *Erika Baum, Christa Dörr, Peter Maisel* und *Norbert Donner-Banzhoff* die Probleme der Erstellung von Leitlinien für den hausärztlichen Bereich. Hierbei werden die unterschiedlichen Herangehensweisen von Spezialisten und Allgemeinmedizinern deutlich und damit auch die sehr unterschiedlichen Erwartungen und Anforderungen, die an Leitlinien gestellt werden müssen.

Leitlinien bewerten Untersuchungs- und Behandlungsmethoden nach Möglichkeit auf der Grundlage wissenschaftlicher Evidenz. Wissenschaftliche Evidenz ist auch die Grundlage für die Bewertung dieser Methoden durch den Bundesausschuss der Ärzte und Kankenkassen. Diesem kommt dabei für den ambulanten Sektor eine exklusive Definitionsmacht über den gesetzlichen Leistungskatalog zu. Der Bundesausschuss ist zwar der wissenschaftlichen Methodenbewertung verpflichtet, jedoch als politisches Gremium Instrument für die Umsetzung politischer und ökonomischer Interessen der jeweiligen Akteure. *Hans-Jürgen Urban* referiert über die historisch gewachsene Bedeutung des Selbstverwaltungsgremiums, das sich mit weitreichenden Kompetenzen ausgestattet hervorragend eignet, unpopuläre Entscheidungen über Leistungsausgrenzungen den von Wahlen abhängigen staatlichen Akteuren abzunehmen. Der Autor analysiert darüber hinaus die Interessenlage der Ärzte und Krankenkassen in diesem Gremium vor dem Hintergrund der Beitragssatzstabilität, der Budgetierung und des Kassenwettbewerbs.

Im Anschluss berichtet *Norbert Schmacke* von der inhaltlichen Arbeit des Bundesausschusses anhand einiger konkreter Beispiele und bietet Einblick in die angewandten Bewertungsverfahren. Dabei nimmt er Stellung zu den Vorbehalten, denen der Ausschuss als politisches Gremium begegnet.

Kosten zu senken und gleichzeitig die Qualität heben ist nun nicht nur Ziel bei der Implementierung von Leitlinien. Auch die Einführung des Primärarztsystems ist unter diesem Anspruch diskutiert worden, ohne dass bislang entscheidende Schritte hin zu einem solchen, bislang unpopulären, System in Deutschland gegangen worden sind. Demgegenüber sollte in Frankreich schon 1996 »dem Hausarzt sein zentraler Platz zurückgegeben werden«. Außerhalb unseres Themenschwerpunkts untersuchen *Claudia Kilbinger* und *Hendrik van den Bussche* die politischen Bedingungen, unter denen die Reform in Frankreich vorgenommen werden konnte, mit welchen Maßnahmen sie umgesetzt werden sollte und auf welche Probleme sie dabei stieß.

Einen weiteren Blick ins Ausland bietet *Werner Maschewskys* Artikel über »Gesundheitliche Ungleichheit und Umweltbelastung«. Während in Deutschland das Thema soziale Ungleichheit von Gesundheit und

Krankheit zwar ein Thema für den wissenschaftlichen Diskurs ist, spielt er keine Rolle als Focus für eine sozialökologische Bewegung. Der Autor berichtet demgegenüber von der »Umweltgerechtigkeitsbewegung« in den USA, die als soziale Bewegung ökologische, ökonomische und Bürgerrechtsfragen integriert habe und regt an, das Thema Umweltgerechtigkeit als Thema für Public Health neu zu entdecken und damit den Bereich Public Health insgesamt zu repolitisieren.

Ebenfalls außerhalb unseres Themenschwerpunkts greift *Rainer Herrn* in die vor allem in den USA geführte Debatte um neue biologische Deutungen der Homosexualität ein. Er setzt sich kritisch mit den Hoffnungen auf Toleranz und Anerkennung auseinander, die mit diesen Deutungsmustern verbunden werden. Der Autor sieht in diesem Diskurs einen Rückfall vor die Erkenntnisse von Psychologie, Psychoanalyse und Sozialwissenschaften der letzten 50 Jahre. In der Reduktion auf dichotome biologische Kategorien (Mann vs. Frau, schwul vs. nicht-schwul) sieht er einen Verlust an Vielfalt von Lebensstilen und Sinngebung. Dass von Forschungen und Deutungen dieser Art Gefahren ausgehen, belegt der Autor anhand von Diskussionen verschiedener Biomediziner über die Möglichkeiten und die Legitimität pränataler Diagnostik, eugenischer und genchirurgischer Eingriffe.

Michael Fiene, Hanna Kirchner und Günter Ollenschläger

Probleme bei der Entwicklung und Implementierung von Leitlinien

Zusammenfassung

Aktuelle Veränderungen im Gesundheitswesen zeigen sich an den diversen Reformbestrebungen und Novellierungen des SGB V. Zunehmend knapper werdende Ressourcen und Hinweise auf Über-, Unter- und Fehlversorgung führen zur Suche nach wissenschaftlich fundierten und praktikablen Steuerungsinstrumenten für die Gesundheitsversorgung. So werden derzeit Leitlinien und Qualitätsindikatoren als Instrumente der externen und internen Qualitätssicherung eingeführt.

Voraussetzung für ihren Einsatz ist neben der inhaltlichen Validität die Existenz einer Strategie zur Disseminierung, Implementierung und Evaluation bereits in der Planungsphase.

Einführung

Die derzeitige Einstellung gegenüber Leitlinien ist in Deutschland von Unsicherheit und Akzeptanzproblemen geprägt. Im folgenden werden die Aspekte Entwicklung, Disseminierung und Implementierung sowie die sich daraus ergebenden Schwierigkeiten dargestellt. Aktuell beschreibt das Gutachten des Sachverständigenrates für die konzertierte Aktion im Gesundheitswesen deutlichen Verbesserungsbedarf in der Versorgung chronisch Kranker. Hier werden Lücken in der Versorgungskette und die fehlende Nutzung evidenzbasierter Leitlinien explizit angesprochen. (Sachverständigenrat 8/2001).

Mit den Instrumenten der evidenzbasierten Medizin, Leitlinien und Health Technology Assessment (HTA), können Aussagen zur Effektivität und Effizienz medizinischer Verfahren und Versorgungsabläufen gemacht werden, die bei der Planung von Leistungen im Gesundheitswesen von großer Bedeutung sind. Auf der Basis evidenzbasierter Informationen und epidemiologischer Versorgungsdaten können Diskussionen um Qualitätsschwankungen, Über-, Unter- und Fehlversorgung effektiv geführt werden.

Medizinische Leitlinien werden international als ein bedeutendes Instrumentarium des Qualitätsmanagements akzeptiert (Europarat 2000).

Sie haben dabei die *Aufgabe*, das umfangreiche Wissen (wissenschaftliche Evidenz und Praxiserfahrung) zu speziellen Versorgungsproblemen zu werten, gegensätzliche Standpunkte zu klären und unter Abwägung von Nutzen und Schaden das derzeitige Vorgehen der Wahl zu definieren. Dabei sollten als relevante Zielgrößen nicht nur Morbidität und Mortalität, sondern auch Patientenzufriedenheit und Lebensqualität berücksichtigt werden. Gute Leitlinien eignen sich dazu, den Leistungsträgern im Gesundheitswesen (Ärzten, Pflegekräften und anderen Fachberufen) die kontinuierlich zunehmende Informationsmenge an wissenschaftlicher Evidenz sowie an Expertenmeinungen über die »gute medizinische Praxis« zu vermitteln.

Sie sind weder als sogenannte »Kochbuchmedizin« zu verstehen, noch stellen sie die Meinung einzelner Fachexperten dar. Vielmehr handelt es sich bei methodisch guten Leitlinien um den nach einem definierten und transparent gemachten Vorgehen erzielten Konsens multidisziplinärer Expertengruppen zu bestimmten Vorgehensweisen in der Medizin. Grundlage dieses Konsenses ist die systematische Recherche und Analyse der Literatur nach dem Konzept der evidenzbasierten Medizin. Die Protagonisten der evidenzbasierten Medizin – Sackett, Richardson, Rosenberg und Haynes – haben die Bedeutung von evidenzbasierten Leitlinien folgendermaßen formuliert:

»Leitlinien kombinieren die beste Evidenz mit anderen Kenntnissen, die für die Entscheidungsfindung hinsichtlich eines bestimmten Gesundheitsproblems erforderlich sind.« (Sackett 1999)

Leitlinien sollen die bewusste, ausdrückliche und verständige Nutzung der jeweils besten Evidenz (Dtsch Ärztebl 95, Sackett 1997, SIGN 1997) bei Entscheidungen über die Versorgung individueller Patienten in Klinik und Praxis ermöglichen.

Auf unterschiedlichen Versorgungsebenen können evidenzbasierte Leitlinien bei der Auswahl von Leistungen im Rahmen der vertragsärztlichen Versorgung Unterstützung bieten.

Aktuelle gesundheitspolitische Aspekte

Durch die Novellierung des SGB V haben medizinische Leitlinien einen neuen gesundheitspolitischen Stellenwert erhalten: nach § 137e SGB V soll ein einzurichtender Koordinierungsausschuss auf der Basis evidenzbasierter Leitlinien für 10 Krankheiten pro Jahr Kriterien für eine zielgerichtete, zweckmäßige und wirtschaftliche Leistungserbringung definieren. In Hinblick auf die Aufnahme *evidenzbasierter* Leitlinien in den

Gesetzestext ergeben sich in der gesundheitspolitischen Diskussion zahlreiche Fragen, die die Definition »evidenzbasierter« Leitlinien, die Methodik der Entwicklung und Definition von Kriterien/Qualitätsindikatoren und die Kostenübernahme der – bekanntermaßen teuren – Implementierung von Kriterien und Indikatoren betreffen.

Die konsequente Umsetzung des Gesetzes hat zur Folge, dass alle in der gesetzlichen Krankenversicherung tätigen Ärzte und Krankenhäuser seit dem 1. Januar 2000 zur Berücksichtigung leitliniengestützter Kriterien für eine zweckmäßige und wirtschaftliche Leistungserbringung verpflichtet sind.

Dass evidenzbasierte Leitlinien, die auch in Deutschland vorhanden sind, nicht effektiv eingesetzt werden, ist ein Kritikpunkt des Gutachten des Sachverständigenrates. Deutliche Lücken in den Versorgungsketten, Vernachlässigung der Prävention sind weitere Kritikpunkte. Trotz ausreichender Belege des Nutzens von Prävention, frühzeitiger Diagnostik und konsequenter Therapie besonders bei chronischen Erkrankungen stehen die therapeutischen Erfolge in Deutschland hinter denen anderer Länder zurück.

Darüber hinaus besteht deutlicher Bedarf in der Verbesserung von Maßnahmen zur Qualitätssicherung. Dieses Thema wird seit einigen Jahren diskutiert und hat bereits Einzug in das Sozialgesetzbuch V gehalten.

– Die Gesundheitsministerkonferenz hat 1999 vorgeschlagen, dass bis zum 1.1.2003 alle Einrichtungen des Gesundheitswesens in jährlichen Qualitätsberichte die Qualität ihrer Leistungen darlegen und veröffentlichen sollen. Darüber hinaus sollen bis zum 1.1.2005 50 % aller Einrichtungen in den jeweiligen Sektoren des Gesundheitswesens ihre Qualität nach Kriterien darlegen, die von den jeweiligen Spitzenorganisationen abgestimmt und bundeseinheitlich vorgegeben werden (72. Gesundheitsministerkonferenz 1999).

– Der Gesetzgeber verpflichtet im § 135a des SGB V 2000 alle Vertragsärzte und zugelassenen Krankenhäuser dazu, sich an einrichtungsübergreifenden Qualitätssicherungsmaßnahmen zu beteiligen (SGB V 2000). Außerdem wird vorgegeben, für stationäre Versorgungsbereiche einrichtungsintern ein Qualitätsmanagement einzuführen.

Bereits 1998 haben die Organe der Ärztlichen Selbstverwaltung ihre Forderungen zur Qualitätssicherung und zum Qualitätsmanagement formuliert (BÄK und KBV 1998). Dabei wird besonderer Wert auf eine bereichsübergreifende und problemorientierte Weiterentwicklung von Qualitätsmanagement und Qualitätssicherung in allen Versorgungsbereichen gelegt. Bundesärztekammer und Kassenärztliche Bundesvereinigung haben bereits 1998 ausdrücklich darauf hingewiesen, dass

Programme und Instrumente von Qualitätssicherung und Qualitäts-management bereichsübergreifend in allen Versorgungsgebieten zu entwickeln sind. Dabei müssen die Instrumente vor der routinemäßigen Einführung unter Beachtung der gängigen wissenschaftlichen Methodik entwickelt und getestet werden (BÄK und KBV 1998).

Tabelle 1: Forderungen von BÄK und KBV zur Qualitätssicherung und zum Qualitätsmanagement (1999)

1.	Qualitätssicherung und Qualitätsmanagement bereichsübergreifend in allen Versorgungsbereichen gestalten
2.	Qualitätssicherung und Qualitätsmanagement problemadäquat weiterentwickeln
3.	Prioritäten setzen
4.	Das Richtige tun: Prozessorientierte Leitlinien und Prinzipien der evidenzbasierten Medizin in der Versorgung berücksichtigen
5.	Den Patienten einbeziehen
6.	Angemessene personelle und organisatorische Strukturen für Qualitätssicherung und Qualitätsmanagement schaffen
7.	Professionalisierung auf dem Gebiet von Qualitätssicherung und Qualitätsmanagement weiterentwickeln
8.	Qualitätssicherung und Qualitätsmanagement in Kooperation aller Beteiligten weiterentwickeln

Quelle: ÄZQ 1999

Als Schlüsselinstrumente hierzu können evidenzbasierte Leitlinien bei der Patientenversorgung ebenso wie die leitliniengestützte Dokumentation der Versorgungsabläufe und Versorgungsmaßnahmen dienen (Geraedts 2000).

Derzeit diskutierte Versorgungsmodelle wie »disease-management«-Konzepte können auf dieser Basis entwickelt werden. Damit dienen evidenzbasierte Leitlinien als Grundlage von Versorgungsmodellen in Deutschland. Im Rahmen der aktuellen gesundheitspolitischen Diskussion soll den Krankenkassen die alleinige Definitionsmacht über die inhaltliche Gestaltung eingeräumt werden. Dieses wird die Akzeptanz von Leitlinie nicht gerade fördern. Aber nur Leitlinien, die von den Anwendern auch akzeptiert werden, können wirksam in den Versorgungsablauf integriert werden.

Qualität von Leitlinien

Der günstige Einfluss von Leitlinien auf die Prozess- und Ergebnisqualität im Gesundheitswesen konnte auch in Deutschland an einigen Modellprojekten wie z.B. der Diabetiker-Versorgung in Sachsen-Anhalt oder Thüringen wissenschaftlich belegt werden (Schulze et al., persönliche Mitteilung). Dabei ist die Wirksamkeit von Leitlinien von zahlreichen Faktoren (Grol 1997) abhängig, die insbesondere die Zuverlässigkeit der Empfehlungen und die Akzeptanz einer Leitlinie beeinflussen.

In der internationalen Literatur besteht Konsens darüber, dass Akzeptanz und damit die Wirksamkeit von Leitlinien ganz wesentlich von deren Qualität abhängen (Europarat 2000, Grol 1998). Dabei entspricht die Mehrzahl der deutsch- und englischsprachigen publizierten Leitlinien nicht den internationalen methodischen Standards (Cluzeau 1999, Helou 1998, Shaneyfelt 1999).

Die Qualitätsdefizite betreffen im allgemeinen
– Autorenschaft, Konsens- und Auswahlverfahren für Empfehlungen, Unabhängigkeit von interessierten Kreisen (häufig nicht beurteilbar)
– Belege für Empfehlungen (unzureichende Dokumentation von Quellen, Recherchestrategie, Auswahlverfahren, Verknüpfung von Empfehlungen und Belegen)
– Angaben zum Umfang von Nutzen und Kosten der Empfehlungen (fehlen meist)
– Angaben über Disseminierung und Implementierung (fehlen meist).
International besteht weitgehende Übereinstimmung über die Elemente, die evidenzbasierte Leitlinien enthalten bzw. berücksichtigen sollen.

Aus der Perspektive der Anwender hat die vollständige und korrekte Begleitdokumentation (Transparenz) der bei der Leitlinien-Entwicklung verwendeten Methoden, der zugrunde liegenden Ziele, Werte, Annahmen und wissenschaftlichen Belege ein besonderes Gewicht. Potentielle Anwender benötigen solche Informationen, um nachvollziehen zu können, wie die Empfehlungen zustande gekommen sind.

Zur Lösung der Qualitätsproblematik sind in vielen Ländern Qualitätssicherungsprogramme für die Leitlinienentwicklung etabliert worden. So fördert die Europäische Kommission die Bemühungen der »Agree-Gruppe« zur Entwicklung eines europäischen Instrumentes für die Qualitätsbewertung von Leitlinien (Cluzeau 1999). Der Europarat hat die Erarbeitung eines Grundsatzpapiers zur Qualität von Leitlinien in Auftrag gegeben. In Deutschland wurden die Leitlinien-Clearingstelle der AWMF (AWMF, ÄZQ 2000) und das Deutsche Leitlinien-Clearingverfahren der Selbstverwaltungskörperschaften im Gesundheitswesen bei der ÄZQ (BÄK, KBV 1999) mit dem Ziel eingerichtet, die Disseminierung und Implementierung guter Leitlinien zu unterstützen (s. Tab. 2).

Tabelle 2: Aufgaben des Leitlinien-Clearingverfahrens der Ärztlichen Zentralstelle Qualitätssicherung

– Bewertung *(formal und inhaltlich)* von wichtigen Leitlinien (gemessen an dem zu erwartenden Nutzen bzw. der Wirtschaftlichkeit) anhand vorab festgelegter Kriterien; ggf. Empfehlungen zur Verbesserung
– Kennzeichnung der für gut befundenen Leitlinien
– Monitoring der Fortschreibung von Leitlinien
– Information über Leitlinien
– Unterstützung bei der Verbreitung und Implementierung von Leitlinien
– Unterstützung bei der Evaluation von Leitlinien

In den letzten Jahren haben sich die Aktivitäten im Bereich der Leitlinienentwicklung – auch international – primär auf die Qualitätsverbesserung konzentriert. Es ist unbestritten, dass Qualität eine wesentliche Voraussetzung zur Implementierung darstellt, aber es bedarf weiterer Maßnahmen, um Leitlinien dauerhaft und wirkungsvoll in die Praxis einzuführen.

Obwohl in Deutschland Hunderte von Leitlinien zu den unterschiedlichsten Themengebieten vorhanden sind, werden sie in der Praxis wenig beachtet, und von einer systematischen Implementierung ist man noch weit entfernt.

Den hohen Erwartungen, die auf politischer Ebene an evidenzbasierte Leitlinien gestellt werden, stehen Unsicherheiten und Ängste auf Seiten der Anwender gegenüber. Diese Unsicherheit beruht auf

– unterschiedlicher Definition des Qualitätsbegriffs,
– Angst vor Reglementierung,
– unklaren juristischen Implikationen,
– unzureichender Evidenzlage unter Alltagsbedingungen,
– Widersprüchlichkeit der Empfehlungen,
– Mangelnder methodischer Qualität,
– Orientierungslosigkeit (Leitlinieninflation).

Die aktuelle Leitlinienentwicklung führt dazu, in übergreifenden Gremien evidenzbasierte Leitlinien mit großem Aufwand an Zeit, finanziellen und Personalressourcen zu entwickeln, die dann genutzt werden und auf lokaler Ebene auf die konkreten Bedürfnisse zugeschnitten werden können. Dieser Vorgang wird als »tailoring« bezeichnet. Mit diesem Instrument können unterschiedliche Versorgungsbereiche hochwertige Leitlinien mit vertretbarem Aufwand entwickeln. Sie nutzen die Ergebnisse der systematischen Literaturrecherche und der Formulierung von Empfehlungen und können so einen großen finanziellen Aufwand einsparen.

In einer Studie (Schneider 2001), die die Leitlinienkenntnisse von niedergelassenen Ärzten in Bezug auf »Hypertonie«-Leitlinien untersuchte, konnte gezeigt werden, dass eine adäquate Leitlinienkenntnis bei

Internisten mit Teilgebietsbezeichnung »Kardiologie« bei 37,1 %, Internisten ohne Teilgebietsbezeichnung bei 25,6 % und bei Allgemeinmedizinern bei 18,8 % lag. Neben der beruflichen Spezifikation erwies sich die Dauer der Praxistätigkeit als relevanter Einflussfaktor auf die Leitlinienkenntnis. Ärzte, die mehr als 5 Jahre an der vertragsärztlichen Versorgung teilnehmen, konnten deutlich geringere Leitlinienkenntnisse nachweisen.

Die verbesserungsfähige Umsetzung leitliniengestützter Empfehlungen beruht nach Aussagen der Autoren im wesentlichen auf einem unzureichenden Wissenstransfer.

Disseminierung und Implementierung:

Die Entwicklung einer Leitlinie – und sei diese noch so gut – ist eine Verschwendung von Ressourcen, wenn nicht auch Verbreitung, Implementierung und Evaluation geplant und abgesichert werden (Europarat 2000). Aus diesem Grund sollten bereits vor dem Entschluss zur Entwicklung einer Leitlinie Überlegungen zu Form, Aufwand und Kosten der Disseminierungsstrategie angestellt werden. Zweifelsfrei führt die alleinige Produktion und Publikation einer Leitlinie nicht zur Verhaltensänderung (Grimshaw 1994). Praktizierende Ärzte akzeptieren Leitlinien, deren Empfehlungen keinen Bezug zur individuellen Situation des Berufsalltages haben, nur selten. Insbesondere haben Leitlinien keinen Einfluss auf ärztliches Verhalten, wenn sie ausschließlich mit Hilfe passiver edukativer Maßnahmen (z.B. durch Frontalvorträge) verbreitet werden (Davis 1995).

Die Verbreitung und Implementierung ist aufwendig und kostspielig. Um den Transfer erfolgreich zu gestalten, müssen im allgemeinen verschiedene, sich ergänzende Maßnahmen vorgenommen werden. Dabei handelt es sich um edukative, finanzielle, organisatorische und/oder regulatorischen Strategien (s. Tab. 3).

Tabelle 3: Strategien zur Implementierung von Leitlinien (nach Mäkelä 1999)

Interventionen	Aktivitäten (Beispiele)
Edukative	– Leitlinien-Konferenzen
	– Lokale Konsensus-Verfahren
	– Information durch bekannte Meinungsführer
	– Erfahrungsaustausch mit lokalen Experten
	– Nachfrage seitens der Patienten
	– Qualitätszirkel
	– Praxishilfen (Kurzfassungen, Checklisten, Doku-Hilfen)
	– Fokusgruppen
	– Konsil

Finanzielle	*Leistungserbringer-/Institutionen-orientiert* – Honorierungssystem (Einzelleistung/Budget/Gehalt) – Bonusleistungen – Vergütungsabschläge – Leistungsauschlüsse (Arzneimittellisten usw.) *Patienten-orientiert* – Prämienhöhe/Kostenbeteiligung – Bonusleistungen – Leistungsabschläge/Strafzahlungen
Organisatorische	*Struktur-orientiert* – Form/Ort/Institution/Ausstattung der Leistungserbringung – Telemedizin – Bericht- und Informations-Systeme – Ziele/Umfang/Ablauf der Dienstleistungen – Existenz/Organisation von Qualitätsmanagementprogrammen *Leistungserbringer-orientiert* – Revision von Rolle/Qualifikation der Leistungserbringer – Multidisziplinäre Teams – Individuelle Beratung im Sinne von »Case Management« – Konsumenten-orientierte Dienstleitungen *Patienten-orientiert* – Individuelle Aktivitäten: Entscheidungshilfen für Patienten – Gruppenaktivitäten: Patientenbeiräte, Fokusgruppen
Regulative	– Vorgaben für – Verantwortlichkeit der Leistungserbringer – Umgang mit Patientenbeschwerden – Lizensierung/Akkreditierung/Zertifizierung

Auch im Rahmen des Deutschen Leitlinien-Clearingverfahrens wurden zahlreiche Instrumente entwickelt, die die Anwendung von Leitlinien unterstützen können.

(a) Instrumente zur formalen Leitlinien-Bewertung für Anwender und Autoren (*»Beurteilungskriterien für Leitlinien«* (BÄK/KBV 1997), *»Checkliste zur kritischen Bewertung von Leitlinien«* (ÄZQ 1998)),

(b) Die Ergebnisse des Clearingverfahrens werden in Form von »Leitlinien-Berichten« ins Internet eingestellt und veröffentlicht (ÄZQ 2000a, »Expertenkreis Hypertonie«). Die Träger des Verfahrens entwickeln daraus einen *Maßnahmenkatalog* zur Realisierung der Empfehlungen,

(c) das Leitlinienrecherche-System *LL-Re-Sys*, in dem die Abstracts der bewerteten Leitlinien abrufbar sind und ein komfortabler Leitlinien-Vergleich möglich ist,

(d) das *»Leitlinien-Manual von AWMF und ÄZQ«* – ein Trainingsprogramm für Leitlinien-Autoren (AWMF/ÄZQ 2000),

(e) das *Trainingsprogramm* für Ärztenetze, die interne Leitlinien erarbeiten (Kirchner 2000),

(f) das erste deutschsprachige *Programm zur Qualitätsförderung von medizinischen Laien-Informationen* http://www.patienten-informa tion.de (ÄZQ 2000b).

Evaluationsinstrumente/Qualitätsindikatoren

Die Evaluation der Leitlinien ist Voraussetzung dafür, dass ihr Ziel – die Sicherung oder Optimierung der Versorgungsqualität – auch erreicht wird. Hierfür ist die systematische, standardisierte Entwicklung und Dokumentation spezieller Indikatoren, die aus den Empfehlungen der Leitlinie abgeleitet werden und verschiedene Dimensionen von Qualität erfassen können, erforderlich. Bei der Auswahl geeigneter Qualitätsindikatoren sollte darauf geachtet werden, dass die erforderlichen Daten in der täglichen Praxisroutine einfach zu dokumentieren sind. Eine direkte Rückkopplung der Ergebnisse ermöglicht der Anwendern eine Bewertung der eigenen Tätigkeit. Positive Entwicklungen motivieren und verstärken leitlinienkonforme Handlungsweisen und unterstützen dauerhafte Prozesse, aber auch unerwünschte Ergebnisse bieten ein wichtiges Potential zur Verbesserung.

»Es ist nicht besonders schwierig, kurzfristige Veränderungen auf der Basis der ersten Begeisterung anzustoßen, die eigentliche Herausforderung besteht darin, sie am Leben zu erhalten.« (Humphris 1999)

Im Sinne eines kontinuierlichen Verbesserungsprozesses können so der Nutzen einer Leitlinie beurteilt, Abweichungen festgestellt und Anpassungen vorgenommen werden.

Mit der Novellierung des SGB V hat der Bundesgesetzgeber die Berücksichtigung von *Kriterien für eine im Hinblick auf das diagnostische und therapeutische Ziel ausgerichtete zweckmäßige und wirtschaftliche Leistungserbringung* für Krankenkassen, die zugelassenen Krankenhäuser und die Vertragsärzte unmittelbar verbindlich gemacht. Dabei sollen die Kriterien auf der Grundlage evidenzbasierter Leitlinien erstellt werden.

Hierdurch wird vom Gesetzgeber ein international einmaliges Verfahren initialisiert: die verpflichtende Implementierung von Kriterien für Versorgungsprobleme, die einen Großteil der Bevölkerung betreffen. Dies führt zu einer Diskussion um die inhaltliche Gestaltung der Kriterien, die im Gesetzestext nicht weiter definiert sind. Vorbild solcher Definitionen könnten »Quality Indicator«-Programme aus Australien und den USA darstellen. Dabei lassen sich jedoch deutliche Unterschiede hinsichtlich der Entwicklung, Anwendung und Implementierung feststellen.

Hier lassen sich ähnliche Probleme definieren, wie sie beim Entwicklungsprozess von Leitlinien beschrieben wurden. Werden Qualitätsindikatoren in die Versorgung eingeführt, müssen inhaltliche und technische Voraussetzungen gegeben sein, um die Indikatoren effektiv nutzen zu können. Nur wenn es gelingt, Leitlinien und Qualitätsindikatoren in das komplexe Geflecht von Regelungen im deutschen Gesundheitssystem zu integrieren, können sie ihre volle Wirksamkeit entfalten.

Korrespondenzadresse:
Michael Fiene
Ärztliche Zentralstelle Qualitätssicherung (Gemeinsame Einrichtung von Bundesärztekammer und Kassenärztlicher Bundesvereinigung)
Aachener Straße 233-237
50931 Köln
e-mail: Fiene@azq.de

Literatur

Ärztliche Zentralstelle Qualitätssicherung (1998): Checkliste »Methodische Qualität von Leitlinien«, http://www.aezq.de, http://www.leitlinien.de
Ärztliche Zentralstelle Qualitätssicherung (2000a): Internet: http://www.leitlinien.de
Ärztliche Zentralstelle Qualitätssicherung (2000b): Internet: http://www-patienten-information.de
Ärztliche Zentralstelle Qualitätssicherung 1999: Stellungnahme der ÄZQ zum Gesetzentwurf »GKV-Gesundheitsreform 2000« – 01.09.99; http://www.aezq.de
AWMF, ÄZQ: Das Leitlinien-Manual, ZaeFQ 2001 Suppl 1. (Internet: http://www.awmf-leitlinien.de und http://www.leitlinien.de)
Bundesärztekammer, Kassenärztliche Bundesvereinigung (1997): Beurteilungskriterien für Leitlinien in der medizinischen Versorgung. Dtsch Ärztebl 94: A2154-2155, B1622-1623, C1754-1755
Bundesärztekammer, Kassenärztliche Bundesvereinigung (1998): Gemeinsame Stellungnahme zum Qualitätsmanagement im Gesundheitswesen. http://www.dgn-internet.de/doc/public/Anbieter/AEZQ/Homepage/pdf/GMK3010.pdf
Bundesärztekammer, Kassenärztliche Bundesvereinigung (1999): Das Leitlinien-Clearingverfahren von Bundesärztekammer und Kassenärztlicher Bundesvereinigung in Zusammenarbeit mit der Deutschen Krankenhausgesellschaft und den Spitzenverbänden der Gesetzlichen Krankenversicherung: Ziele und Arbeitsplan Dtsch Ärztebl 96 (Heft 33): A-2105-2106; http://www.leitlinien.de
Cluzeau F, Littlejohns P, Grimshaw J, Feder G, Moran S (1999): Development and application of a generic methodology to assess the quality of clinical guidelines. International Journal for Quality in Health Care 11: 21-28
CSBS (Clinical Standards Board of Scotland) (2000): http://www.clinicalstandards.org
Davis DA, Thomson MA, Oxman AD, Haynes RB (1995): Changing physician performance. A systematic review of the effect of continuing medical education strategies. JAMA 274: 700-705

Deutscher Bundestag (1999): Sozialgesetzbuch Fünftes Buch (SGB V) zuletzt geändert durch Gesetz vom 22.12.2999 (BGBI I S.2626) http://www.bmgesundheit.de/rechts/sgb/sgbv.htm

Deutsches Ärzteblatt 95: A 53-56

Europarat – Committee of Experts on guidelines in the best medical practices (2000): Draft Recommendation no R (2000) xx of the Committee of Ministers to Member States on developing a methodology for drawing up guidelines on best medical practices. Straßburg, unveröffentlicht

Feder G, Eccles M, Grol R, Griffiths C, Grimshaw J (1999): Using clinical guidelines. BMJ 318: 728-730

Geraedts M, Selbmann HK, Barczok M, et al (2000): Leitlinie zur Versorgung von erwachsenen Patienten mit Asthma bronchiale in der Region Neckar-Alb. ZaeFQ 94: 359-364

Gesundheitsministerkonferenz (72.) (1999): Beschluss »Entwicklung einer einheitlichen Qualitätsstrategie im Gesundheitswesen«. http://www.gqmg.de/Links/strategie.htm

Grimshaw JM, Russell IT (1994): Achieving health gain through clinical guidelines: II. Ensuring guidelines change medical practice. Quality in Health Care 3: 45-52

Grol R (1997): Personal paper: Beliefs and evidence in changing clinical practice. BMJ 315: 418-421

Grol R, Dalhusen J, Thomas S in: t'Veeld C, Rutten G, Mokkink H (1998): Atributes of clinical guidelines in general practice: observational study. BMJ 317: 858-861

Helou A, Perleth M, Bitzer EM, Dörning H, Schwartz FW (1998): Methodische Qualität Ärztlicher Leitlinien in Deutschland. ZaeFQ 92: 421-428

Humphris D, Littlejohns P (1999): Implementing Clinical Guidelines, Abingdon, Radcliff Medical Press

Kirchner H, Ollenschläger G. (2000): Implementierung von Leitlinien in Praxisnetzen. Handbuch für Netzberater. Deutscher Ärzteverlag, Köln

Mäkelä M, Thorsen T (1999): A framework for guidelines implementation studies. In: Thorsen T, Mäkelä M (Edts) Changing professional practice – Theory and practice of clinical guidelines implementation. Copenhagen, DSI, pp. 34 ff

Sachverständigenrat für die konzertierte Aktion im Gesundheitswesen: Bedarfsgerechtigkeit und Wirtschaftlichkeit Bd. III: Über-, Unter- und Fehlversorgung (http://www.svr-gesundheit.de)

Sackett DL, Richardson WS, Rosenberg W, Haynes B (1999): Evidenzbasierte Medizin – EbM – Umsetzung und Vermittlung. Deutsche Ausgabe: Regina Kunz und Lutz Fritsche; München, Zuckschwerdt-Verlag, S. 89-90

Sackett DL, Richardson WS, Rosenberg W, Haynes RB (1997): Evidence-based Medicine. How to practice and teach EbM; New York, Churchill Livingstone

Schneider CA, Hagemeister J, Pfaff H, Mager G, Höpp HW (2001): Leitlinien-adäquate Kenntnisse von Internisten und Allgemeinmedizinern am Beispiel der arteriellen Hypertonie. ZaeFQ 95; 5:339-344

Schulze J, Kunath H (2000) persönliche Mitteilung

Scottish Intercollegiate Guidelines Network (1997): Management of Diabetic Cardiovascular Disease. A National Clinical Guideline recommended for use in Scotland. Pilot Edition, August 1997, Edinburgh

Shaneyfelt TM, Mayo-Smith MF, Rothwangl J (1999): Are guidelines following guidelines? The methodological quality of clinical practice guidelines in peer-reviewed literature. JAMA 281: 1900-1905

Woolf SH, Grol R, Hutchinson A, Eccles M, Grimshaw J (1999): Potential benefits, limitations, and harms of clinical guidelines. BMJ 318: 527-530

Silke Brockmann und Dieter Borgers

Die Handlungsrelevanz von Leitlinien in der hausärztlichen Versorgung

Evidenzbasierte Medizin und kommunikatives Handeln in der hausärztlichen Praxis

1. Die deutsche Leitlinienentwicklung: Quantität statt Qualität

Der Sachverständigenrat für die Konzertierte Aktion im Gesundheitswesen hat in seinem Gutachten des Jahres 1995 den Fachgesellschaften der Arbeitsgemeinschaft der Wissenschaftlichen Medizinischen Fachgesellschaften (AWMF) empfohlen, zur Verbesserung der Qualität medizinischer Leistungen und zur Vermeidung nicht indizierter Leistungen die Entwicklung von Leitlinien für definierte Patientenprobleme bzw. Gesundheitsstörungen voranzutreiben und zu koordinieren (Sachverständigenrat 1995). Infolge dieser Empfehlung forderten die Bundesärztekammer und die Kassenärztliche Bundesvereinigung die wissenschaftlichen Fachgesellschaften auf, den Stand des handlungsleitenden Wissens mit Evidenzstufen (»levels of evidence«) zu belegen, also Umfang und Qualität der wissenschaftlichen Nachweise aufzuführen und zu bewerten.

Viele Fachgesellschaften in der AWMF sind diesem Aufruf gefolgt und bereits im April 1999 waren über 900 Leitlinien fertiggestellt und im Internet-Informationsangebot der AWMF abrufbar. Begriffe, wie »Leitlinienflut« oder »Leitlinieninflation« machten bald darauf die Runde. Gleichzeitig regte sich zunehmend Zweifel an der Gültigkeit und Autorisierung dieser Leitlinien, da die geforderte wissenschaftliche Evidenz von Leitlinienaussagen fehlte und der Erstellungs- und Evaluationsprozess in der jeweiligen Fachgruppe gar nicht oder uneinheitlich erfolgt war. Die zentral durch Experten und Meinungsführer des Fachgebietes erstellten Leitlinien enthielten Handlungsanweisungen, die nicht dem aktuellen Stand des Wissens entsprachen und nicht auf ihre Praktikabilität hin geprüft worden waren. Ihre praktische Bedeutung tendierte gegen Null.

Die AWMF hatte sich ein Drei-Stufen-Konzept zur Leitlinienentwicklung vorgegeben:

Stufe 1: repräsentativ zusammengesetzte Expertengruppe, informeller Konsens, Verabschiedung durch die jeweilige Fachgesellschaft.

Stufe 2: zusätzliche formale Konsensusfindung in den Fachgruppen (z.B. durch Konsensuskonferenzen, Delphibefragungen u.a.) mit Diskussion der Evidenz.

Stufe 3: Erweiterung durch systematische Elemente: klinischer Algorithmus, evidenzbasierte Medizin, Entscheidungs- und Outcome-Analyse.

Eine Clearingstelle zur internen Qualitätskontrolle der Leitlinien kam in einem Gutachten zu folgendem Ergebnis in bezug auf die Qualität der vorhandenen Leitlinien: die Mehrheit der ca. 900 Leitlinien war nach der Stufe 1 oder 2 erstellt worden. Die konsequente Ausführung der Stufe 3 hätte möglicherweise die fachliche Autorität der Experten selbst erschüttert. Dieser subjektive Grund aber auch objektive Gründe, nämlich die Überforderung der gegebenen Rahmenbedingungen in methodischer, organisatorischer und letztlich finanzieller Hinsicht behinderten die Leitlinienerarbeitung nach Stufe 3. Somit gehören bis jetzt – auch wenn »Nachbesserungen« in Arbeit sind – die meisten der von den AWMF – Fachgesellschaften erstellten Leitlinien zum Leitlinien-Typ »Experten-Leitlinie« oder »Konsensus-Leitlinie« und weisen entweder eine geringe normative Legitimation oder eine geringe wissenschaftliche Legitimation auf (Helou 2000), weshalb sich hierfür der sinnfällige Ausdruck »Obst«-Leitlinien herausbildete (»old boys sitting together«).

Die Ärztliche Zentralstelle Qualitätssicherung (ÄZQ) der Bundesärztekammer und der Kassenärztlichen Bundesvereinigung legten aufgrund dieser Beobachtungen 1999 mit Trägern von Gesundheitsinstitutionen die Einrichtung eines Leitlinien-Clearingverfahrens vertraglich fest, in dem jede Leitlinie mit Hilfe einer Checkliste zur Methodik, zum Prozeß und zum Inhalt geprüft und »zertifiziert« werden soll (Lorenz et al. 2001).

Bei nur einer Mitgliedsgesellschaft der AWMF, der Deutschen Gesellschaft für Allgemein- und Familienmedizin (DEGAM), fand die Aufforderung der Bundesärztekammer und der Kassenärztlichen Bundesvereinigung nach Einbeziehung der Evidenzstärke in Leitlinientexte von vornherein einen größeren Nährboden. Dafür sind drei Gründe denkbar:
– Diese Fachgesellschaft wurde im Zuge der politischen Diskussionen über die Gesundheitsgesetzgebung und das Für und Wider eines Primärarztsystems mit der Situation der deutschen Hausärzte und ihrer inhomogenen Ausbildung konfrontiert, und sie war sensibler in der Frage der Wissenschaftlichkeit ihrer Praxis, die es unter den gesundheitspolitischen Vorgaben zu verbessern galt. Denn mit der politisch vorgegebenen Erwartung an die Hausärzte, eine »Lotsenfunktion« im Gesundheitswesen wahrzunehmen, war auch eine höhere Anforderung an ihre (bisher inhomogene) Qualität verknüpft, die Entstehung

der Inhomogenität kann auf mehrere Faktoren zurückgeführt werden: Die Situation in den alten Bundesländern, die es bis 1994 jedem Arzt nach mindestens 6-monatiger klinischer Tätigkeit in einem beliebigen Fachgebiet und 6-monatiger Assistenz in einer Praxis erlaubte, sich als praktischer Arzt niederzulassen, war gekennzeichnet von autodidaktischen Bemühungen nach nur kurzem Einblick in die hausärztliche Tätigkeit. In einer Übergangsregelung konnten praktische Ärzte, die sich bis zum Ende der achtziger Jahre niedergelassen hatten, nach mindestens 8-jähriger Praxiserfahrung die Facharztprüfung Allgemeinmedizin absolvieren und wurden den regulär weitergebildeten Allgemeinärzten gleichgestellt. Auch die Ausbildung der neuen Allgemeinmediziner erfolgt bis jetzt nicht nach einem einheitlichen Curriculum, sondern ist eher eine Aneinanderreihung von Weiterbildungszeiten in den vorgeschriebenen Fachgebieten mit zusätzlichen Kursen. So weist auch bei den weitergebildeten Allgemeinärzten das Wissens- und Handlungsspektrum systematisch Unterschiede auf. Hinzu kamen die in der ehemaligen DDR ausgebildeten Allgemeinärzte, deren Ausbildung und Betätigung wiederum ganz anders strukturiert und eingebettet war.

– Was wie eine Tugend anmutet, könnte auch aus der Not geboren worden sein. Denn in der Allgemeinmedizin gab es – auch durch die noch unterentwickelte Hochschulpräsenz der Allgemeinmedizin – noch keine Tradition der »old boys«, der Fachvertreter, die sich zusammensetzen und inhaltlich übereinstimmende Positionen vertreten konnten, sondern es gab breitgefächerte – an einzelne Fachvertreter gebundene – Auffassungen zu Inhalten und Selbstverständnis der Allgemeinmedizin. Der Versuch, Expertenleitlinien zu erstellen, wäre möglicherweise von vornherein zum Scheitern verurteilt gewesen.

– Die sich erst im Aufbau befindliche Identitätsbildung des Fachgebiets Allgemeinmedizin erhöhte das Bedürfnis und den Bedarf nach wissenschaftlicher Rechtfertigung und Vereinheitlichung des hausärztlichen Handelns im Zuge der Verbreitung der »Evidence-based Medicine« (EBM). Die deutsche Allgemeinmedizin konnte sich dabei auch an den Erfahrungen ihrer Fachgruppe in anderen Ländern (z.B. Niederlande, USA, England, Schottland, Neuseeland, Kanada) anlehnen, die schon lange über evidenzbasierte Leitlinien für die Primärversorgung verfügten. Immer mehr Allgemeinärzte brachten ihr Bedürfnis nach Fortbildung und weiterer – auch nach außen hin sichtbarer und finanziell abrechenbarer – Differenzierung des Tätigkeitsprofils durch den Erwerb von Zusatzbezeichnungen, wie Naturheilverfahren, Psychotherapie, Sportmedizin, Schmerztherapie, Umweltmedizin zum Ausdruck.

Es bildete sich in der Allgemeinmedizin zwar das Interesse an Qualitätsförderung, -sicherung und verbindlichen Leitlinien heraus, es zeigte sich aber auch, dass die autodidaktisch geübten und beliebig (auch unter Zuhilfenahme der Pharmaindustrie) qualifizierten Hausärzte es nicht gewohnt sind, Qualifizierungskonzepte und Vorgaben durch Leitlinien »von oben« anzunehmen. Die Hausärzte brachten vielfach die Erfahrung mit, dass es bei ihrer Tätigkeit nicht so sehr um Einzelentscheidungen geht, sondern um die Gesamtheit der Arzt-Patienten-Beziehung, dass die Arztpersönlichkeit und -einstellung oft wichtiger ist als die Fachkenntnis im Detail. So wurden mit der Intensivierung der Leitliniendiskussion gleichzeitig auch Abwehrpositionen deutlich und Wissen und Evidenz der Intuition und Erfahrung, Leitlinien der guten hausärztlichen Praxis gegenübergestellt.

Die Diskussionen darüber und die Auseinandersetzung mit den Abwehrpositionen gegen evidenzbasierte Leitlinien trägt wiederum zu einer besser begründeten und auf mehr Einheitlichkeit beruhenden Identitätsbildung des Fachgebietes Allgemeinmedizin bei, was für Fachvertreter der Allgemeinmedizin ein positiv bewertetes (Neben-)Produkt der Leitlinienentwicklung ist.(Donner-Banzhoff 2000)

2. Das DEGAM – Projekt »Leitlinien«

Die DEGAM beschloss im September 1997, die Entwicklung von Leitlinien für die hausärztliche Praxis zu initiieren, zu koordinieren und zu supervidieren und entwickelte ein Konzept zur Entwicklung, Verbreitung, Implementierung und Evaluation dieser Leitlinien (Gerlach et al. 1999). Nach dem DEGAM – Konzept ist ein zehnstufiges Konsensusverfahren vorgesehen, das die Diskussion und Evaluation der von Autoren-(Experten-)Gruppen erstellten Leitlinienentwürfe regelt und dabei eine Delphi-Befragung unter Allgemeinärzten, eine Konsultation mit den thematisch angrenzenden Fachgebieten und einen Praxisanwendungstest des Leitlinienentwurfs vorsieht, bevor die endgültige Leitlinienfassung vom DEGAM – Präsidium autorisiert wird.

Die Leitlinien sind nach den DEGAM – Vorstellungen systematisch entwickelte Empfehlungen, die Grundlage für die gemeinsame Entscheidungsfindung von Ärzten und deren Patienten zu einer im Einzelfall sinnvollen gesundheitlichen Versorgung sein sollen. Die hausärztlichen Leitlinien sollen die vermeidbaren gefährlichen Verläufe (»red flags«), die im Regelfall notwendigen (nicht aber maximal möglichen) und die überflüssigen Handlungsmöglichkeiten aufzeigen. Schnittstellen zu anderen Fachgebieten sollen benannt, das spezialisierte Vorgehen aber nicht weiter ausgeführt werden. In den Leitlinien soll immer die Evidenz-stufe jeder einzelnen diagnostischen oder therapeutischen Empfehlung angegeben werden.

Tabelle 1: Evidenzstufen (»levels of evidence«)

Stufe/level	Evidenz aufgrund
Ia	von Metaanalysen randomisierter kontrollierter Studien
Ib	einzelner randomisierter kontrollierter Studien
IIa	einzelner gut geplanter nicht randomisierter kontrollierter Studien
IIb	einzelner gut geplanter quasi experimenteller Studien
III	gut geplanter nicht-experimenteller deskriptiver Studien
IV	von Expertenmeinungen, Konsensuskonferenzen etc.

(nach: Agency for Health Care Policy and Research (AHCPR))

Die Mehrzahl der ca. 20 ausgewählten Leitlinienthemen decken Behand-lungs- oder Versorgungsanlässe der Allgemeinmedizin ab. Daneben gibt es Themen aus der präventiven Medizin und diagnosebezogene Leit-linienthemen, die aber die hausärztliche Herangehensweise und nicht die der Spezialisten erörtern soll.

Tabelle 2: Beispiele von Themen allgemeinärztlicher Leitlinien:

Brennen beim Wasserlassen, Müdigkeit, Ältere Sturzpatienten, Umgang mit pflegenden Angehörigen, Husten, Schlaganfall, Schwindel, Harn-inkontinenz, Rückenschmerzen, Alkoholprobleme, Cholesterin

Im Dezember 1997 wurde der ›DEGAM – Arbeitskreis Leitlinien‹ ge-gründet, der seitdem ca. vier mal jährlich zusammengekommen ist. Er besteht aus Vertretern der koordinierenden allgemeinmedizinischen Universitätsabteilungen und -zentren, die auch die Autoren für die Leit-linienthemen stellen. Es ist ein Arbeits- und Kommunikationsforum, das die Leitlinienentwicklung mitgestaltet und die Leitlinientexte einer ersten inhaltlichen Prüfung unterzieht.

Die Autoren der Leitlinientexte sollen mit dem gewählten Themen-gebiet theoretisch und praktisch schon intensiv befasst sein. Ihnen obliegt die Sichtung der relevanten Literatur und die Berücksichtigung der quali-tativ hochwertigen Studien. Wenn ihnen nicht entsprechende Ergebnisse der Cochrane Collaboration vorliegen, nehmen sie die Einstufung der Evidenz und der sich daraus ableitenden Stärke der Empfehlung einer Maßnahme vor. Die Autoren sollen daraus eine Vorstellung für ein Handlungsraster entwickeln und dieses in einer Leitlinien-Langfassung argumentativ unterlegen. Dieser Teil der Leitlinienerstellung ist für viele Autoren der schwierigste Teil der Arbeit, die nicht mit dem Verfassen eines wissenschaftlichen Aufsatzes vergleichbar ist. Unter Abwägung der Evidenz müssen Empfehlungen (auch die, etwas zu unterlassen) hergeleitet werden. Hier sind die Umschlagpunkte von Evidenz zur Handlungsempfehlung, und es zeigt sich, dass für die Handlungsrelevanz, bestimmt durch ein wissenschaftliches Ergebnis, mehr zu berücksichtigen ist, als der formelle Aspekt eines »signifikanten« Studienergebnisses. Für viele Themenbereiche existieren in anderen Ländern evidenzbasierte Leitlinien, die einbezogen werden. Dabei verhindern Unterschiede der Struktur des Gesundheitswesens (z.B. Primärarztsystem) oder der kulturellen Traditionen (z.B. Umgang mit Medikamenten oder Krankheitskonzepten) die einfache Übertragung der Leitlinien. Der Vorgang der Adaption ist den Autoren nicht allein überlassen, sondern in einem Konsensusverfahren vermitteln erfahrene Hausärzte ihre Stellungnahme.

Die Ziele der DEGAM, nämlich einerseits eine hohe wissenschaftliche Legitimation, andererseits aber auch eine Handlungsrelevanz in der Fachgruppe der Allgemeinmediziner zu gewährleisten, waren aus eigener finanzieller und personeller Kraft nicht erreichbar. Nach einer einjährigen Förderung eines Teils der Leitlinienproduktion – insbesondere der ersten fertiggestellten Leitlinie »Brennen beim Wasserlassen« (Hummers-Pradier et al. 1999) – durch externe Gelder wurde 1998 ein Antrag an das Bundesministerium für Gesundheit (BMG) auf Förderung des Projekts »Entwicklung und Implementierung von Leitlinien für die hausärztliche Praxis« gestellt. Er wurde 1999 für drei Jahre bewilligt. Der »DEGAM-Arbeitskreis Leitlinien« empfand dies als ein Signal für den auch von politischen Entscheidungsträgern öffentlich bekundeten Wunsch nach Stärkung der Bedeutung der Hausärzte in der gesundheitlichen Versorgung. Mitarbeiter sind für die koordinierende wissenschaftliche Bearbeitung in den Leitlinien – Geschäftsstellen Düsseldorf, Hannover und Kiel zuständig, und es werden die Sitzungen des ›Arbeitskreises Leitlinien‹ finanziell getragen. Das bezieht sich aber nicht auf die Produktion der Leitlinientexte durch die Autoren. Diese wird von ihnen ehrenamtlich erbracht und letztlich aus Mitteln der allgemeinmedizinischen Universitätsabteilungen finanziert. Diese unentgeltliche Leistung stellt das extreme Gegenteil der amerikanischen Realität dar, in der für eine Leitlinie Kosten in Höhe von 1 Million US-Dollar veranschlagt werden.

Ordnet man die so entstehenden DEGAM-Leitlinien in die Klassifikation von Leitlinien-Typen ein, so kommt ein Mischbild aus ›Evidenzbasierten Expertenleitlinien und Evidenz-basierten Konsensus-Leitlinien‹ heraus, da das Leitlinien-Gremium (Experten) zwar nicht repräsentativ (ausgewählt) ist, der formalisierte Konsensus und die EBM-Strategie aber nachgewiesen ist. Wegen des schnellen Wandels des medizinischen

Wissens hat die DEGAM ihren Leitlinien die obligate Regelung auferlegt, dass sie ein »Verfallsdatum« erhalten, bis zu dem eine Revision erfolgen muss. Die Leitlinien-Ersteller bedienen sich damit eines wesentlichen Prinzips der »Evidence-based Medicine«, immer die beste verfügbare wissenschaftliche Evidenz für das ärztliche Handeln heranzuziehen.

3. Evidenzbasiertheit als Schlüsselkonzept

Die Evidenz-based-Medicine-Bewegung fand – aus Großbritannien kommend – seit Mitte der 90er Jahre Eingang in Deutschland. (Borgers 1999) Ihr Anliegen läßt sich folgendermaßen charakterisieren:

»EBM ist der gewissenhafte, ausdrückliche und vernünftige Gebrauch der gegenwärtig besten externen wissenschaftlichen Evidenz für Entscheidungen in der medizinischen Versorgung individueller Patienten. Die Praxis der EBM bedeutet die Integration individueller klinischer Expertise mit der bestmöglichen externen Evidenz aus systematischer Forschung.« (Sackett 1996)

Die Medizin soll so wissenschaftlicher werden, bzw. das ärztliche Handeln soll rationaler begründet sein und nicht länger auf falschen »Autoritäten« beruhen.

Archibald C. Cochrane (gestorben 1988) hatte bereits in den Jahren 1970-80 die mangelnde Anwendung wissenschaftlicher Methoden in der klinischen Praxis beklagt und die Durchführung von randomisierten kontrollierten Studien (RCT) propagiert (Hemingway 1998). Sein gesundheitspolitisches Credo bestand in der Maxime, dass nur eine effektive Medizin durch ein öffentlich verantwortetes Gesundheitswesen finanziert werden sollte.

Die EBM zielt auch darauf, Wissen schneller für die praktisch handelnden Ärzte verfügbar zu machen. Das war notwendig angesichts der Beobachtung, dass neue theoretische Erkenntnisse erst mit über 8 Jahren Verzug in das praktische Handeln von Ärzten integriert wurden und andererseits das medizinische Wissen zunehmend schneller – mit einer Halbwertszeit von ca 5 Jahren – veraltete. Dieser unlösbar erscheinende Spannungsbogen wurde noch dadurch verstärkt, dass das neue medizinische Wissen mittlerweile in über 20 000 Fachzeitschriften und mehr als 2 Millionen Fachartikeln publiziert wurde und z. B. ein Allgemeinarzt täglich hätte 19 Artikel lesen müssen, wenn er alle relevanten Publikationen hätte lesen wollen.

Die internationale Cochrane Collaboration mit ihren diversen nationalen Zentren wurde 1993 als Vermächtnis des Wegbereiters gegründet. Sie hat sich zum Ziel gesetzt, für Entscheidungen in der medizinischen

Praxis und der Gesundheitsversorgung zeitnah wissenschaftlich fundierte Informationen zur Verfügung zu stellen. Erreicht werden sollte das durch das Sammeln medizinischer Forschungsergebnisse und Studien und das Verfassen, Aktualisieren und Verbreiten von Übersichtsarbeiten (Reviews) mit oder ohne Metaanalysen nach bestimmten Protokollen. Forscher, Fachkräfte der Gesundheitsversorgung und Endverbraucher schlossen sich dafür in Review-Gruppen für jeweils ein medizinisches Problem zusammen. Die Reviews, die Abstracts der Reviews und die Protokolle werden in der Cochrane Library registriert und über Datenträger viermal jährlich für die klinische Praxis verfügbar gemacht. Mittlerweile enthält die Cochrane Library über 1 700 Reviews und über 2 600 Abstracts von Reviews.

Die Review-Gruppen suchen weltweit systematisch – zum größten Teil manuell (»handsearching«) – nach randomisierten kontrollierten Studien (RCT) oder kontrollierten klinischen Studien (CCT) zu einer Fragestellung und machen alle identifizierten Studien elektronisch erfassbar. Die Vollständigkeit kann dadurch gefährdet werden, dass Studien in den Datenbanken nicht gut indexiert sind, also nicht auffindbar sind (retrieval-bias), dass sie z.B. wegen eines nicht deutlichen oder unerwarteten Ergebnisses nicht publiziert worden sind (publication-bias) oder dass sie nicht in der englischen Sprache veröffentlicht worden sind (foreign-language-bias). Die Handsuche ist erforderlich, da nur ein Teil der relevanten Studien in Datenbanken registriert ist. Vor allen Dingen nach älteren Therapiestudien und nicht in englischer Sprache veröffentlichten Studien ab dem Jahr 1948 wird gesucht, für die Fragestellung identifiziert, nach dem Studientyp klassifiziert und auf ihre Qualität hin geprüft. Wenn keine Abstracts existieren, müssen die Reviewer selbst die Schlüsselbegriffe und Textstellen hervorheben, die in die Stichwortregister aufgenommen werden können.

Das größtenteils durch die internationale Handsuche entstandene Cochrane Controlled Trials Register verfügt mittlerweile über mehr als 260 000 Studien, die nun elektronisch zugänglich sind. Nach wie vor sind aber große Teile der medizinischen Literatur nicht nach Studien durchsucht worden, ist die Notwendigkeit der Handsuche sehr groß.

Die Reformkraft Evidence based Medicine musste sich bald nach ihrer Einführung zahlreicher Vorwürfe stellen: dass sie wissenschaftlicher Wegbereiter für Sparpolitik im Gesundheitswesen sei, dass sie das medizinische Handeln zu einfach sähe und »Kochbuchmedizin« propagiere, dass die »Reagenzglas«-Situationen in randomisierten kontrollierten Studien nicht auf die Wirklichkeit übertragbar wären, dass die klinische Erfahrung und die Intuition keinen Raum hätte, dass sie sich nur auf das individuelle Arzt-Patienten-Verhältnis bezöge und die Auswirkungen auf die Gesundheitsversorgung ignoriere.

Diese verschiedenen Rezeptionen weisen auf die verschiedenen Grundeinstellungen der Rezipienten hin bzw. den Charakter einer Gleichsetzung von Effektivität im Gesundheitswesen mit der biometrisch gesicherter Evidenz einer technischen Verrichtung.

Die EBM bedient sich generell der Methode, mit standardisierten Reviews einen validen Überblick über den Stand der Forschung in einem Bereich zu geben, sagt aber zunächst nicht, wie das daraus folgende Handeln aussehen soll. Dies kann nicht unmittelbar, d.h. direkt aus der Evidenz hergeleitet werden, weil die Zielsetzung dessen, was Patient und Arzt bei einem Gesundheitsproblem erreichen möchten (von Verbesserung der Lebensqualität bis Verringerung des Risikos für eine Erkrankung), kein allein wissenschaftlich lösbares Problem darstellt. Die Ärzte stehen aber in einer stärkeren Begründungspflicht für ihre Vorschläge und ihr Handeln. Die sich nicht aus der Evidenz ableitbare Handlung bewegt sich dann in einer »Grauzone« mit zwei Polen: dem therapeutischen Minimalismus und der therapeutischen Beliebigkeit. Die Widerlegung oder Erhärtung der »Grauzonen«, also das aktive Suchen nach relevanter praktisch umsetzbarer Evidenz oder die Bestätigung des lückenhaften oder widersprüchlichen Wissens, ist das Vorgehen der EBM (Sachverständigenrat 2001).

Welche Vorschläge die Ärzte den Patienten dann machen und welche Entscheidungen sie gemeinsam fällen, ist also nicht biometrisch vorgegeben.

4. Allgemeinmedizinische Identität und biometrisch gesichertes Handeln

Der generelle Arbeitsansatz der Allgemeinmedizin beinhaltet die umfassende Betreuung aller Aspekte des Krankseins, nämlich die medizinischen, die psychischen und die soziokulturellen Aspekte. In dieser Definition steckt das Problem, dass für derartig komplexe Behandlungsaufgaben kaum Studien existieren, weil diese ein zu komplexes Design erfordern würden und einem reduktionistischen Wissenschaftsideal widersprechen. Damit ist für den Kernbereich hausärztlicher Identität ein studiengeleitetes Entwickeln von Leitlinien eher beschränkt. Selbstverständlich kann man sich dennoch auf den medizinisch-naturwissenschaftlich definierten Aspekt allein konzentrieren, gibt damit aber tendenziell den allgemeinärztlichen Arbeitsansatz auf. Für den medizinischen Anteil sind je nach Themenlage oft relativ viele Studien mit hohem Evidenzgrad vorhanden, für die genuin hausärztlichen Bereiche aber nicht einmal Evidenzstufe IV. Implizite und wirksame Botschaft ist dann, dass das technisch-wissenschaftliche abgesichert getan werden muss, das hausärztliche, weil nicht abgesichert, sein gelassen werden kann.

Leitlinien der hausärztlichen Versorgung sollen handlungsleitend sein. Dies heißt, sie sollten in jeder Entscheidungssituation Vorschläge für den idealtypisch richtigen Weg machen. Dieses Konzept weicht im Grundsatz vom guten Lehrbuchkapitel ab, in dem die Bandbreite von Möglichkeiten dargestellt wird, aber in der Regel keine eindeutige Entscheidung für den richtigen Weg vorgegeben wird. Für die handlungsleitenden einzelnen Entscheidungsschritte gibt es aber – insbesondere für die Allgemeinmedizin – kaum Studien.

Auf Nachholbedarf bei der Erforschung von »komplexen Handlungsaufgaben mit längerer zeitlicher Reichweite, das gesamte Feld der Zuwendungsmedizin, die viele ärztliche Betreuungsleistungen mit beratendem, unterstützendem und aufklärendem Charakter umfasst (...)« weist der Sachverständigenrat in seinem neuen Gutachten hin. (Sachverständigenrat 2001)

Mit der Entwicklung von Leitlinien hofft die Allgemeinmedizin, ihren wissenschaftlichen und gesundheitspolitischen Status zu erhöhen. Die Gleichsetzung von »evidenzbasiert« mit Wissenschaftlichkeit und Effektivität entspricht einem instrumentellen Verständnis des Handlungsauftrags: nur die Anwendung effektiver Techniken führt zur Heilung der Krankheiten. Rein kulturell begründete Praktiken sowie andere Traditionalismen auf der einen Seite und auch aufwendige technische Eingriffe und Apparate mit geringem Grenznutzen auf der anderen Seite sollen vermieden werden, so dass ein solidarisch-finanziertes und demokratisch-mehrheitsfähiges Gesundheitswesen erhalten werden kann. Die evidenz-basierte Orientierung und ihre Maxime nach höherer biometrischer Stringenz wird damit auch zu einem politischen Projekt zur Regulierung des Gesundheitswesens, das sich der (Allgemein-)Medizin als Vehikel bedient.

Der paradoxe Effekt könnte aber langfristig darin bestehen, dass mit dem Vorsatz radikaler Biometrie die Allgemeinmedizin selbst zum Verschwinden gebracht wird, weil für ihre kulturell und sozial vermittelte kommunikative Handlungsidentität andere Gesetze konstitutiv sind.

Der Zugang zu dieser Problematik wurde in der Entwicklung evidenzbasierter Leitlinien an einem Punkt deutlich, der zunächst nur wie ein semantisches Problem erscheint, nämlich der Diagnose als zentrale Auffassung darüber, was der Fall ist. Die zentralen allgemeinmedizinischen Behandlungsanlässe sind eben nicht jene Diagnosen, auf die als wohlgeordnete und verdinglichte Entitäten die Naturwissenschaft aufbauen kann. Entsprechend lassen sich für solche Symptomkomplexe, wie Müdigkeit oder Schwindel, auch kaum formale Studien finden, weil das alles vorwissenschaftliche Realität darstellt, vor der ein horror vacui besteht. Diesem ist auch in Zukunft durch »mehr« formale biometrisch-klinische Studien nicht beizukommen, weil ein einseitiger wissenschaftlicher Krankheitsbegriff der kommunikativen Natur des Gegenstandes nicht gerecht wird. Die Einengung von Rationalität des Handelns in dieser Situation durch die Berufung auf das Vorliegen methodisch guter Studien und ihrer positiven Ergebnisse verengt die Handlungsperspektive in einer problematischen Weise. In der Debatte über die Reichweite der aktuellen Evidenz-based-Medicine-Philosophie wurden entsprechende Kritiken vorgebracht, die ein umfassenderes Verständnis fordern. Die folgenden Argumente sind dabei relevant:

– Es fehlt eine Vorstellung davon, wie wissenschaftliche Ergebnisse in der Praxis »angewendet« werden können beziehungsweise praxis-relevant werden, unabhängig von dem hier vorliegenden speziellen medizinischen Sachverhalt beziehungsweise der Arzt-Patient-Beziehung.

– Eine Übertragung von Studienergebnissen in Kollektiven auf die individuelle Behandlungssituation ist kein linearer Vorgang. Der Arzt behandelt ja keine Kollektive, wie z.B. Felder in der Landwirtschaft, wo der randomisierte Versuch entwickelt wurde, sondern einzelne Patienten (Pflanzen).

– Das Objekt der Allgemeinmedizin besteht zum größeren Teil nicht in den wissenschaftlich-materialistischen Entitäten, die die Wissenschaft als Modelle konstruiert. Diese sind Ausnahmen, und das vorschnelle »Labelling« von diffusen Objekten als Diagnosen im pathologisch-anatomischen Sinn ist eines der zentralen Probleme beziehungsweise erzeugt eine Hauptaufgabe, dies nicht zu tun. Dies beinhaltet auch eine Definition von Allgemeinmedizin als mit komplexen Behandlungsaufgaben befaßt und zuwendungsorientiert tätig (komplexe kommunikative Praxis), die nicht technisch-wissenschaftlich erfaßbar ist. Das technisch-wissenschaftliche und das kommunikative Handeln muss vereint werden, um praktisch wirksam zu sein, das heißt, dass das naturwissenschaftliche Universalmodell erst durch die kulturellen, traditionellen und lebensweltlichen Handlungen wirksam und bedeutsam wird. Effektives Handeln in komplexen lebensweltlichen Situationen ist wahrscheinlich ja generell nicht mit konkreten Leitlinien möglich, sondern nur mit Hintergrund-Maximen allgemeiner Art, wobei das konkrete Handeln dann ganz unterschiedlich ausfallen kann.

– Einfache evidenzbasierte Folgerungen beinhalten ein zu schmales
  Modell der Entscheidungsfindung. Die »Übersetzung« technischer
  Regeln in lebensweltliche, das heißt kulturell besetzte Felder, insbesondere in der allgemeinärztlichen Tätigkeit, verlangt möglicherweise
  eine zweite Ebene der Evidenz, die der Sinnhaftigkeit. Die Kriterien
  und Überlegungen für solche Handlungsmaximen bzw. Leitlinien
  müssen noch erarbeitet werden.

Die allgemeine Diskussion hat deutlich werden lassen, dass – fälschlich –
hohe Evidenzlevel für die Güte einer Behandlung genommen werden,
obwohl sie dies nicht sein können. Bekanntes Beispiel ist, dass der Ver-
schluss eines klaffenden arteriellen Gefäßes in einer Wunde nur mit Evidenzlevel IV zu versehen ist, hingegen die Behandlung des Diabetes zur
Erreichung eines HBA 1c von 6,0 im Vergleich zu 7,5 mit dem Evidenzlevel IB versehen werden kann. Jedermann weiß, dass die erstere eine
weitaus relevantere Maßnahme als die zweite ist.

Die Studienlage und damit die Höhe von Evidenzlevels für den hausärztlichen Bereich stellt sich als extrem mager dar. Dies hat mehrerlei
Gründe: einmal ist der ambulante Bereich – und insbesondere der all-
gemeinärztliche Bereich – weitaus schlechter als der klinische Bereich
untersucht worden. Dies hat seine Begründung in der gering entwickelten
wissenschaftlichen Allgemeinmedizin, dem möglicherweise geringeren
Interesse für Behandlungsprobleme im allgemeinärztlichen Bereich und
in der Komplexität der Fragestellung im hausärztlichen Bereich, die für
Studien eher »ungeeignet« erscheint. Studien mit hohem Evidenzlevel
sind meist Studien mit relativ »künstlichen« Kollektiven, d.h. Kollektiven von Patienten unter einem diagnostisch gefaßten Krankheitsbild mit
möglichst wenig zusätzlichen Erkrankungen (Ausschluss von Multimor-
bidität) in einer bestimmten Altersgruppe und mit einer sehr folgsamen
Patientengruppe. Insgesamt läuft dies auf einen »Ausschluss« des normalen Patienten hinaus.

Die Leitlinien-Entwicklung macht deutlich, dass im hausärztlichen
Bereich nicht definierte Diagnosen und – darauf aufgebaut – definierte
Therapie-Vorgehensweisen – so wie bei den Leitlinien der Spezialisten –
im Zentrum stehen. Vielmehr sind Beschwerdekomplexe – Behandlungsanlässe, wie Schwindel, Müdigkeit, Schmerzen, Nachlassen geistiger
Leistungsfähigkeit – Objekte von Leitlinien. Mit dieser Festlegung ist
man bei einem weiteren Problem angelangt: Das diagnostische Vorgehen
bei Symptomen, die auf zahlreiche Erkrankungen hinweisen, steht im
Zentrum zahlreicher Leitlinien. Aber gerade für diesen Bereich gibt es
kaum Studien, die entscheidungsstützende Belege liefern. So findet sich
in zahlreichen Leitlinienentwürfen ein Raster von Entscheidungshilfen

im diagnostischen Bereich, für das keinerlei Studienbelege im Hintergrund stehen. In einigen Leitlinienentwürfen wird daher völlig auf Empfehlungen verzichtet – was einer faktischen Negation hausärztlicher Realität gleichkommt. Für den diagnostischen Bereich fällt auf, dass die beim Hausarzt primär eingesetzten einfachen diagnostischen Methoden, wie körperliche Untersuchung und Anamnese, nur in Ausnahmefällen Untersuchungen zur Testsicherheit aufweisen. In einzelnen Studien erfüllten klinische Untersuchungen (z.B. Auskultation, Perkussion, Palpation) nicht die minimalen Gütekriterien, die an diagnostische Tests gestellt werden. (Wipf et al. 1999) Auch hier sind Empfehlungen kaum oder nur in Ausnahmefällen durch Studien abgesichert.

Die Leitlinienentwicklung und wahrscheinlich auch die Akzeptanz von Leitlinien im hausärztlichen Bereich stößt auf die Komplexität des allgemeinmedizinischen Arbeitsauftrages. Sich um alle Aspekte des Krankseins unter Mitberücksichtigung der Patientenvorstellung zu kümmern und dies in einem Niedrig-Risiko-Bereich zu tun, ist ein Anspruch, für dessen Komplexität keine Studienergebnisse vorliegen. Leitlinien werden so leicht für eine Realität bereitgestellt, die für die Mehrzahl der Patienten irrelevant ist.

Versucht man dieses Paradox in einem Schema zu erläutern, so könnte dies auf eine andere »Art« von Leitlinie hinauslaufen, deren einzelne Sätze nicht mehr unmittelbar biometrisch abgesichert sind, sondern sich auf allgemeinere Aussagen einlassen (siehe Schema Tab. 3). Dies widerspräche nicht dem Anliegen einer biometrischen Evidenzsicherung konkreter Techniken, würde aber das professionelle Gegenstandsfeld so auffassen, wie es sich ganzheitlich böte, wobei die Frage wirksamer oder unwirksamer (im biometrischen Sinne) Eingriffe lediglich einen untergeordneten Stellenwert einnähme.

Die Schlussfolgerungen aus diesen Argumenten für die weitere Entwicklung von Leitlinien sollen hier nicht im Einzelnen konkretisiert werden. Für eine stärker praxisrelevante und das Anliegen der Allgemeinmedizin aufnehmende Konzeption von Leitlinientexten ist aber ihre Beachtung wichtig, weil die biometrische »Brille« nur scheinbar eine sauberere Realität konstruiert, während sie in Wirklichkeit die nicht zu ihr passenden Teile einfach nicht sieht. Die in der Tabelle aufgelisteten Gegensätze können als Ausgangspunkt der Weiterentwicklung gesehen werden.

Tabelle 3:

Kriterien für leitlinienorientiertes Handeln	Kriterien für reflexionsorientiertes Handeln
Leitlinie zu einer praktischen Handlung	*Leitlinie zur Reflexion einer komplexen Situation*
Einfaches Modell	Komplexes Modell bzw. Nicht-Modell
Wenige Determinanten	Viele Determinanten
Vorgaben ausführen	Vorgaben reflektieren
Flussdiagramm möglich	Flussdiagramm absurd
Probabilistische Grundlage	Intelligenz als Grundlage
Wiederholbare Kausalität	Historische Kausalität
Vereinfachung möglich	Komplexität nicht auflösbar
Handlungsanweisung möglich	Nur Text zur Reflexion möglich

Die Arbeit des Arztes gehört dem Typus professionellen Handelns an, ist also eine besondere Form beruflicher Tätigkeit. Sie ist nicht standardisierbar, programmierbar oder verwaltungsförmig routinisierbar, obwohl es im ärztlichen Handeln selbstverständlich viele Routinen und Methodisierbares gibt. Sie ist nicht standardisierbar, weil ihre Ziele nur durch nicht einseitig steuerbare Interaktionen möglich und damit immer vom »antwortenden« Handeln der Patienten abhängig sind. Das markiert die intersubjektive, soziale Basis aller ärztlichen Bemühungen. Dazu bedarf es auf Seiten des Arztes einer grundlegenden reflexiven und verstehenden Kompetenz, mit der die Besonderheit von Situationen und Einzelfällen aufzuschließen ist. Im Arztberuf kann also kein auswendig gelerntes Standardwissen mit routinisierten Handlungsanweisungen einfach auf Situationen und Personen »angewendet« werden. Darin sind sich wohl alle ernst zu nehmenden Forschenden zur klinischen Tätigkeit inzwischen einig. Es bedarf demgegenüber eines theoretisch angeleiteten fallverstehenden Reflexionswissens. Die ärztliche Tätigkeit gehört diesem Typus professionellen Handelns an, weil sie um zentrale Wertbezüge und das Feld von Krisenlösungen zentriert ist. Dies scheint auf den ersten Blick für die ärztliche Tätigkeit irritierend. Aber sie ist zentral in die umfassenden symbolischen, kognitiven, sozialkognitiven und emotionalen Prozesse involviert, die sich in der Behandlung stellen. Ärzte greifen damit bei ihrem Handeln tief in die Entwicklung von Patienten ein und darüber hinaus in deren zukünftige Lebenschancen.

5. Wissenschaftliche und gesundheitspolitische Perspektiven

Unabhängig von diesen grundsätzlichen Problemen ist die Entwicklung von Leitlinien für die Allgemeinmedizin als wissenschaftliches Fach und als professionelles Feld eine gesundheitspolitisch zentrale Aufgabenstellung. Dies gilt vor allen Dingen in einer Situation, in der das Fach wissenschaftspolitisch und machtpolitisch weiterhin am Rande steht. Wenn die Evidenz-Orientierung von Leitlinien zu einer Abwehr von konsumorientierter Technikmagie und pharmazeutischem Wunderglauben führt, so ist damit ein allgemeines Interesse formuliert, das der Sicherung eines solidarischen Gesundheitswesens entgegenkommt bzw. in der alten Praxis der zweckmäßigen Krankenbehandlung schon immer verfolgt wurde. Diese Idee der Evidence-based-Medicine, wie sie Cochrane in »Effectiveness and efficiency« (Cochrane 1972) formuliert hatte, wird aber durch die in den letzten Jahren entstandene Trial-Industrie konterkariert, die ja dazu tendiert, jeden Patienten gleichzeitig zur Behandlung in einem klinischen Trial zu verwenden und auf dem Arzneimittelgebiet immer subtilere Therapien und Therapiefortschritte biometrisch sauber durch eine große Zahl von Studienteilnehmern (großes »n«) abzusichern. Die entstehende Evidenzflut kann dann zu Leitlinien führen, die das Gegenteil des Beabsichtigten bewirken; sie sind Vehikel für Therapiestandards, die sich der Wertfrage für den Patienten nicht mehr stellen müssen, weil die Wissenschaftlichkeit ihrer Anwendung quasi als geklärt erscheint (Borgers 1999). In einigen Anwendungsgebieten ist diese Entwicklung schon erreicht, wenn man die Cholesterin-Debatte oder die Glitazone-Diabetes-Problematik betrachtet. (Borgers 1995, Gale 2001)

Wenn eine radikale Biometrie-Orientierung als Abwehr von Medikalisierung durch unwirksame Pharmaka und Technik (sowie von ganzheitlicher Heilslehre) eingesetzt wurde, so kann sich nun dieses Feld der Auseinandersetzung durch den erreichten Fortschritt selbst entwerten. Die Debatte wird dann darüber zu führen sein, welche Fragestellungen die Trial-Industrie bearbeitet und ob diese für den Patienten einen Sinn machen, bzw. hier die Lebenswelt des Patienten und die mit ihr verbundene Allgemeinmedizin im Widerspruch zur Evidenz-Welt treten. Diese gehorcht ihren eigenen Gesetzmäßigkeiten des biometrischen Ansatzes als Methode der Evidenz-Sicherung und lässt der kommunikativen Lebenswelt, die nie randomisierbar und definitiv modellierbar ist, keinen Raum. Die Allgemeinmedizin muß daher dem Projekt der biometrisch gesicherten Evidenz jenen gesonderten Platz zuweisen, der ihr in einem kommunikativen, d.h. kulturell und politisch definiertem Handlungsfeld zukommt. Um dieses Dilemma pragmatisch zu lösen, wurde in der DEGAM-Leitlinienentwicklung eine Kategorie von »good practice« vorgeschlagen, die einen professionell und kulturell abgesicherten Konsens (ohne Evidenz?) darstellt. Was sich hier – wie durch eine Hintertür – wieder einschleicht, wird aber in Zukunft stärker programmatisch und systematisch formuliert werden müssen, um die Dominanz eines biometrischen Modelldenkens zu relativieren – was ja nicht heißt, es zu entwerten.

Praktisch relevante Leitlinien insbesondere in der Allgemeinmedizin müssen Inhalte berücksichtigen, die systematisch keinem biometrischen Ideal entsprechen und auch nie entsprechen werden. Der praktischen Vernunft bei der Balance von »Interessen« kann nicht ausgewichen werden, ohne das Kind mit dem Bade auszuschütten. So wird auch bei der Entwicklung von Leitlinien deutlich: der kommunikative Gehalt der Allgemeinmedizin trifft auf das Eigeninteresse der wissenschaftlichen Welt, die sich durch mächtige Apparate so viel Gehör verschafft und auch die Allgemeinmedizin mit in ihr Boot ziehen möchte. Wenn die Allgemeinmedizin in dieses Boot steigt, kann sie zwar leicht die Wissenschaft für sich gewinnen, sie würde sich aber von ihrer komplexen kommunikativen Praxis entfernen, und die Patienten müssten mit ihren Bedürfnissen auf andere Helfer ausweichen.

Korrespondenzadresse:
Silke Brockmann
Abt. f. Allgemeinmedizin
Universitätsklinikum Düsseldorf
Moorenstraße 5
40225 Düsseldorf
e-mail: Brockmann@med.uni-duesseldorf.de

Literatur

Abholz H.-H (2000): Nachdenkliches über hausärztliche Leitlinien – gewonnen aus deren Entwicklung, Z.Allg.Med;76:150-54
Berkwits M, F (1998): From practice to research: The case for criticism in an age of evidence, Soc. Sci. Med.; 47,10:1539-45
Black Sir D (1998): The limitations of evidence, Journal of the Royal College of Physicians of London; 32,1:23-26
Borgers D, Berger M (Hg.) (1995): Cholesterin: Risiko für Prävention und Gesundheitspolitik, Berlin/Wien: Blackwell Wissenschafts-Verlag
Borgers D (1999): Evidenzen einer chronischen Medizin, Jahrbuch für Kritische Medizin; 29: 7-22
Carrillo J E, Green A R, Betancourt J R (1999): Cross-cultural Primary Care, A Patient-Based Approach, Annals of Internal Medicine; 130,10:829-834
Charlton B G, Miles A (1998): The rise and fall of EBM, Q J Med; 91:371-374
Cochrane A L (1972) Effectiveness and Efficiency. Random Reflections on Health Services. London: Nuffield Provincial Hospitals Trust. (Reprinted in 1989 in association with the BMJ)
Culpepper L, Gilbert T T (1999): Evidence and ethics, Lancet; 353:829-31

Donner-Banzhoff N (2000): Stellungnahme zur Vorlage Gute hausärztliche Praxis, unveröffentl. Manuskript, Marburg

Elwyn G, Gwyn R (1999): Stories we hear and stories we tell: analysing talk in clinical practice, BMJ; 318:186-188

Fahey T (1998): Applying the result of clinical trials to patients in general practice: perceived problems, strengths, assumptions and challenges for the future, Brit. J. of General Practice; 48:1173-1178

Gale AM (2001): Lessons from the glitazones: a story of drug development. The Lancet; 357, (June 9):1870-75

Gerlach F M, Abholz H.-H, Berndt M, Beyer M, Fischer G C, Helmich P, Hummers-Pradier E, Kochen M M, Wahle K (1999): Konzept zur Entwicklung, Verbreitung, Implementierung und Evaluation von Leitlinien für die hausärztliche Praxis, DEGAM; Eigenverlag, Düsseldorf/Hannover

Gerlach F M, Beyer M, Berndt M, Szecsenyi J, Abholz H.-H, Fischer G C (1999): Das DEGAM-Konzept – Entwicklung, Verbreitung, Implementierung und Evaluation von Leitlinien für die hausärztliche Praxis, Z. ärztl. Fortbild. Qual. Sich. (ZaeFQ); 93: 111-120

Geymann J P (1998): Evidence-Based Medicine in Primary Care: An Overview, JABFB; 11,1: 46-56

Graham R P, James P A, Cowan T M (2000): Are clinical practice guidelines valid for primary care? J. of Clinical Epidemiology; 53:949-954

Greenhalgh T (1999): Narrative based medicine in an evidence based world, BMJ; 318:323-5

Greenhalgh T, Hurwitz B (1999):Why study narrative?, BMJ; 318:48-50

Greenhalgh T, Hurwitz B (Eds)(1998): Narrative Based Medicine, Dialogue and discourse in clinical practice, BMG Books, London

Helou A, Lorenz W, Ollenschläger G, Reinauer H, Schwartz F W (2000): Methodische Standards der Entwicklung evidenzbasierter Leitlinien in Deutschland, Z. ärztl. Fortbild. Qual.sich. (ZaeFQ); 94: 330-339

Hemingway H (1998): Effektivität und Effizienz im Gesundheitswesen Englands: Das Vermächtnis Archie Cochrane's, Übersetzung von D. Borgers, Jahrbuch für Kritische Medizin; 27: 82-91

Hummers-Pradier E, Kochen M M (1999): Brennen beim Wasserlassen, Leitlinie der Deutschen Gesellschaft für Allgemein- und Familienmedizin (DEGAM), Hannover, und: (2000) Z Allg Med; 76:35-48

Hutchinson A (1998): The philosophy of clinical practice guidelines: Purposes, problems, practicality and implementation, J. Qual. Clin. Practice; 18:63-73

Launer J (1999): A narrative approach to mental health in general practice, BMJ; 318:117-119

Lerner J C (1998): The National Patient Library, Evidence-based Information for Consumers, Intl. J. of Technology Assessment in Health Care; 14,1: 81-95

Lorenz W (1998): Möglichkeiten und Grenzen der Evidence-based Medizin, Rede manuskript für Tagung der AWMF Hamburg, Mitteilungen der AWMF, Düsseldorf

Lorenz W et al (2001): Das Leitlinienmanual von AWMF und ÄZQ, Entwicklung und Implementierung von Leitlinien in der Medizin, Z. ärztl. Fortbild. Qual.sich. (ZaeFQ); 95 Suppl I

Mant D (1999): Can randomised trials inform clinical decisions about individual patients? Lancet; 353:743-46

Monks J A (2000): Talk as social suffering: narratives of talk in medical settings, Anthropology and Medicine;7,1:15-38

Ollenschläger G, Kirchner H, Fiene M (2001): Leitlinien in der Medizin – scheitern sie an der praktischen Umsetzung? Internist;42:473-483

Rosser WW (1999): Application of evidence from randomised controlled trials to general practice, Lancet;353:661-664

Sachverständigenrat für die Konzertierte Aktion im Gesundheitswesen (1995): Gesundheitsversorgung und Krankenversicherung 2000. Mehr Ergebnisorientierung, mehr Qualität und mehr Wirtschaftlichkeit. Sondergutachten 1995, Nomos Verlagsgesellschaft, Baden-Baden

Sachverständigenrat für die Konzertierte Aktion im Gesundheitswesen (2001): Bedarfsgerechtigkeit und Wirtschaftlichkeit, Gutachten 2000/2001; Band II: Qualitätsentwicklung in Medizin und Pflege, Eigenverlag, Bonn

Sackett DL et al.(1996): Evidence-based medicine: What it is and what it isn't, BMJ; 312: 71-72 (deutsche Übersetzung von M. Perleth)

Skultans V (2000) Narrative illness and the body (Editorial), Anthropology and Medicine;7,1:5-13

Starfield B (2001): New paradigms for quality in primary care, Brit. Journal of General Practice ;51:303-309

Straus SE, McAlister FA (2000): Evidence-based medicine: a commentary on common criticisms, CMAJ;163,7:837-841

Weishaupt S (1994): Körperbild und Medizintechnik – Die Verwissenschaftlichung der Medizin und ihre Grenzen, Jahrbuch Sozialwissenschaftliche Technikberichterstattung:239-62, Berlin

Wipf JE et al. (1999): Diagnosing pneumonia by physical examination: relevant or relic? Arch Intern Med; 159:1082-7

Erika Baum, Christa Dörr, Peter Maisel und
Norbert Donner-Banzhoff

Die Entwicklung der Leitlinie Müdigkeit

Auf dem Hausärztetag im September 1996 wurde der Grundsatzbeschluss gefasst, seitens der Deutschen Gesellschaft für Allgemeinmedizin (DEGAM) Leitlinien für den hausärztlichen Bereich zu entwickeln, nachdem dies durch die wissenschaftlichen Fachgesellschaften und die Bundesärztekammer immer dringender nachgefragt wurde. Gleichzeitig lehnte man aber ab, nach dem Schnellschussverfahren der meisten Fachgesellschaften vorzugehen, sondern entschied sich dafür, in einem transparenten und stufenweisen Prozess analog der niederländischen Kollegen evidenzbasierte Leitlinien für den hausärztlichen Bereich zu erarbeiten.[1]

Bei der Sammlung von Themen meldete sich auch Eberhard Hesse, Lehrbeauftragter für Allgemeinmedizin der Universität Münster, und schlug das Thema »Patienten ohne Organbefund«, das durch die allgemeinmedizinischen Arbeitsbereiche der Universitäten Münster und Marburg bearbeitet werden sollte, vor.

Nach einem Prozess der Klärung von Prozeduren und Leitstellen sowie Genehmigung der Projekte bei der DEGAM-Tagung im September 1997 wurde in der ZfA (damals noch Streuzeitschrift an alle Allgemeinärzte, heute ein von Werbung unabhängiges Publikationsorgan und Fortbildungszeitschrift, das nur noch Abonnenten und Mitgliedern der DEGAM zugänglich ist) aufgerufen, sich an dieser Leitlinienarbeit zu beteiligen. Für unser Thema meldete sich eine auch psychotherapeutisch tätige Hausärztin aus der Nähe Hannovers, die dann eine wertvolle Ergänzung unseres Teams darstellte. Nachdem der Initiator aus der eigentlichen Leitlinienarbeit ausschied und dafür ein anderer Lehrbeauftragter aus Münster hinzukam, bestand die Arbeitsgruppe aus 4 Mitgliedern (siehe Autorenliste), wobei Norbert Donner-Banzhoff, Marburg, die Federführung übernahm und jeder ein spezielles Untergebiet zur Bearbeitung erhielt.

Wir einigten uns darauf, die Leitlinie auf »Müdigkeit« zu fokussieren, da kaum ein Patient mit dem Label, organgesund zu sein, unsere Praxis kontaktiert. Wie die weitere Arbeit an dem Thema zeigen sollte, deckte die Vorgehensweise bei dem Symptom Müdigkeit sehr gut das Feld der Patienten ohne Organerkrankung und mit Somatisierungen ab.

Jeder erstellte für seinen Arbeitsbereich eine Literaturrecherche, die es zu sichten und zu bearbeiten galt. Hierbei orientierten wir uns an den

Vorgaben zu den Levels of evidence, die uns zunächst in einer allgemeinen Fassung, dann durch entsprechende Papiere der bei der Bundesärztekammer eingerichteten Zentralstelle für Qualitätssicherung (ÄZQ) und der DEGAM zur Verfügung gestellt wurden. Unsererseits gab es keine Einwände gegen die vorgegebenen Zuordnungen, zumal unser Gruppensprecher an der Entwicklung des Autorenmanuals mitbeteiligt war. Durch die umfangreichen Vorarbeiten von Norbert Donner-Banzhoff und eine sinnvolle Auswahl von Stichwortkombinationen hatte jeder von uns eine große aber noch überschaubare Zahl an Abstracts, dazu vorhandene Leitlinien und Artikel zu bewältigen, und zwar neben unseren sonstigen Tätigkeiten und Engagements. Während der gesamten Zeit der Leitlinienentwicklung nutzten wir alle von uns gelesenen Literaturstellen und spezifischen Hinweise, um auch nicht gelistete Publikationen und andere Datenquellen mit zu nutzen. Auch die Leitstelle an der allgemeinmedizinischen Abteilung der Universität Düsseldorf brachte immer wieder Veröffentlichungen in unsere Arbeit ein.

Im Frühjahr 1998 war der erste Entwurf – noch als Baustelle – fertiggestellt und zirkulierte sowohl in unserer Arbeitsgruppe als auch im Arbeitskreis Leitlinien der DEGAM. Sehr schnell wurde auch den anderen Mitgliedern des Arbeitskreises klar, dass bei der schier unübersichtlichen Komplexität des allgemeinmedizinischen Handlungsbereiches und dem gewählten Thema, das im Beratungsergebnis nicht auf wenige Erkrankungen zu fokussieren war, ein Spannungsfeld zwischen Handhabbarkeit und Vollständigkeit entsteht. Keiner aus unserem Team verfügte zunächst über Erfahrungen in der Leitlinienentwicklung, aber wir konnten uns auf erhebliche Vorerfahrung in wissenschaftlicher Methodik und Literaturbewertung, Lehrerfahrungen und vertiefte Kenntnisse der Psychotherapie stützen, die von uns in unterschiedlichem Umfang aber sehr gut komplementär vorlagen. Zugute kam uns allen die eigenen hausärztlichen Erfahrungen in der Bewertung, inwieweit die publizierten Daten für unsere Fragestellung zutreffend und fundiert waren.

Nach intensiven Diskussionen und Beachtung der o.g. Autorenmanuale wurde dann im Juni 1999 eine komplette und überarbeitete Fassung vorgelegt, die in den Paneltest ging, d.h. durch eine Gruppe praktisch und teilweise auch wissenschaftlich erfahrener Allgemeinärzte beurteilt wurde. Außerdem wurde unsere Arbeit auf dem DEGAM-Kongress im September 1999 in Dresden vorgestellt.

Als Ergebnis des Panel-Tests kamen im wesentlichen die Einwände, die wir bereits intern vorher diskutiert hatten. Dies waren insbesondere die Einschätzung, inwieweit Eisenmangel oder Anämie wichtige Ursache des Symptoms Müdigkeit waren. Alle hatten wir bisher den Eindruck gehabt, dass bei Patienten mit Müdigkeit ohne prima-vista fassbaren Verdacht oder Ursache gehäuft Anämien auftreten. Dieser Eindruck beruht auf einer Scheinassoziation, weil leichte Anämien bei Frauen häufig sind und wir nur bei symptomatischen Frauen ein Blutbild veranlassen. So finden wir dann eine Reihe von Patientinnen mit Eisenmangelanämien. Unter Substitution wird dann noch häufig eine Symptombesserung berichtet, ohne dass wir das im Praxisgeschehen vom Spontanverlauf abgrenzen können. Eine niederländische Untersuchung hatte aber ergeben, dass leichte Anämien bei Patienten mit und ohne Müdigkeit gleich häufig auftreten. Somit bietet uns unsere Erfahrung eine Scheinassoziation und -lösung. Diese haben wir eingesehen und auch in der Leitlinie nochmals begründet.

Somit verblieben nur wenige Laborparameter, die als Basisdiagnostik von uns empfohlen werden, darunter allerdings keine Eisenbestimmung. Wie bei jeder Leitlinie sollten im Einzelfall – z.B. bei auffallender Blässe (Inspektion der Schleimhäute und Palpation der Lymphknoten ist eine empfohlene Basisuntersuchung) ergänzende Tests vorgenommen werden.

In mehreren Telefonkonferenzen auch unter Einbeziehung der Leitstelle Hannover, die ab dieser Phase für die weiteren Entwicklungsstufen und die Umsetzbarkeit in der Hausarztpraxis zuständig war, stimmten wir anschließend die Überarbeitung der Leitlinie sowie die zusätzlich notwendigen Materialien (Anamnesehilfe, Patienteninformation, Infozepte – letztere sind auf ein Rezeptformular passende Patientenkurzinformationen – zu verschiedenen Aspekten und Hinweise zu deren Gebrauch) für die Praxen ab.

Besonders schwierig war es hierbei, die richtige Balance zu finden zwischen dem Hauptanliegen der psychosozialen Betreuung unter Vermeidung einer Fehlleitung im Sinne somatischer Fixierung dieser Patientengruppe und der notwendigen sowie sinnvollen somatischen Diagnostik.[2] Viel ausgeprägter als bei der Leitlinie Nr. 1 der DEGAM – Brennen beim Wasserlassen – führte die Thematik auf ein schier unerschöpfliches Feld möglicher Vorgehensweisen und auch Berührungen mit vielen anderen Fachdisziplinen, die dann jeweils um Kommentierung gebeten wurden. Auch gab es bisher nur zum chronischen Müdigkeitssyndrom, das selten ist und in seiner Zuordnung sehr kontrovers diskutiert wird, internationale Leitlinien, die in unseren Kontext gepasst hätten. Eine solche der Niederländer ist gerade in Bearbeitung und noch nicht publiziert, so dass wir nicht auf entsprechende Vorarbeiten zurückgreifen konnten.

Wir wurden auch kurzfristig zu einer Konsensuskonferenz der Deutschen Gesellschaft für Schlafmedizin (DGSM) zur Erarbeitung einer

Leitlinie über nicht erholsamen Schlaf eingeladen, an der dann aus unserer Arbeitsgruppe Prof. E.Baum aus der Allgemeinmedizin der Universität Marburg teilnahm. Seitens dieser Gesellschaft ist eine Leitlinie auf dem S2-Niveau, zwar unter Einbeziehung einer Konsensuskonferenz aber ohne das hier beschriebene aufwendige Stufenverfahren der DEGAM mit seinen strengen Vorgaben (S3-Niveau) geplant. Die meisten der bislang publizierten Leitlinien sind lediglich auf dem S1-Niveau, also durch Arbeitsgruppen einer Fachgesellschaft erstellt.[3] Es zeigte sich, dass inhaltlich eine Vielzahl von Überlappungen bestehen, die Philosophie der Vorgehensweise aber völlig unterschiedlich ist. Der DGSM lag unser Leitlinienentwurf in der Version nach dem Paneltest vor. Pikanterweise wurde sogleich in der Vorstellungsrunde seitens der Teilnehmer aus der Medizinischen Poliklinik der Universität Marburg und des dortigen Schlaflabors die Insuffizienz der allgemeinmedizinischen Themenwahl »Müdigkeit« betont und dagegen das bessere Zutreffen der Thematik »nicht erholsamer Schlaf« reklamiert.

Bei dieser Veranstaltung zeigte sich wieder einmal die grundsätzlich unterschiedliche Vorgehensweise von Spezialisten und Allgemeinmedizinern bei primären Patientenanliegen:

– Hausärzte gehen von den am häufigsten geäußerten Klagen der Patienten aus, und warten zunächst die Beschreibung des Patienten ab, um dann durch gezielte Fragen und eine eng umschriebene Basisuntersuchung zunächst für alle Ursachen und Vorgehensweisen offen ein Gesamtbild zu erhalten und im weiteren Verlauf das bestmögliche Vorgehen gemeinsam mit dem Patienten auszuwählen. Wir überweisen, wenn ein bestimmter »abwendbar gefährlicher Verlauf« wahrscheinlich ist. In diesem Fall wird gezielt mit einer definierten Fragestellung an eine bestimmte Spezialdisziplin überwiesen. Ist dies geschehen, ohne dass ein spezifisch pathologischer Befund gefunden wurde, bzw. wegen der niedrigen Wahrscheinlichkeit einer relevanten Erkrankung primär als nicht erforderlich gehalten wurde, betreuen wir unsere Patienten abwartend (»abwartendes Offenhalten«). Vielfach verschwinden die Beschwerden oder sie entwickeln sich zu einem eindeutig definierbaren Krankheitsbild, das jetzt ein gezieltes Vorgehen möglich macht und erfordert. Während dieses Prozesses versuchen wir unter Einbeziehung auch psychosozialer Aspekte in der Interaktion mit dem Patienten einer Somatisierung entgegenzuwirken und Hilfen für eine Problembewältigung zu geben.

– Spezialisten sehen Patientenanliegen unter ihrem fach- und sektoralspezifischen Blickwinkel (der Schlafmediziner den nicht erholsamen Schlaf). Sie klären nacheinander verschiedene Ursachen ab, wobei ein Algorithmus für die Reihenfolge der zu erfolgenden Diagnostik zugrunde gelegt werden soll. Wird eine mögliche Ursache gefunden, behandelt man diese. Bei Mißerfolg steigt man erneut in den Algorithmus ein. Im Falle des nicht erholsamen Schlafes mit erheblicher Beeinträchtigung des Patienten steht am Ende des Algorithmus die polysomnographische Diagnostik bis hin zu einer aufwendigen Diagnostik unterschiedlichster physiologischer Parameter in einem Schlaflabor.

Eine obligate Überweisung von Patienten aus »Restkategorien«, bei denen nach der empfohlenen Basisdiagnostik die Krankheitsursache zunächst nicht geklärt werden konnte, würde durch die gerade bei diffusen Beschwerden immense Anzahl möglicher Ätiologien aus der Perspektive vieler Spezialgebiete das örtliche Gesundheitswesen überfordern. Bei einer fachärztlichen Abklärung von Müdigkeit müssten unter Umständen Neurologen, Pulmologen, Internisten, Kardiologen, HNO-Spezialisten und Psychiater herangezogen werden. Auch für unsere Patienten wäre eine solche Flucht in die Überweisung nicht akzeptabel und förderte wegen der Seltenheit definierter biomedizinischer Erkrankungen in diesem Kontext eine nicht gerechtfertigte Flucht in die Somatisierung und organmedizinische Fixierung. Damit würden wir erneut den von Ärzten und Patienten bisher all zu oft gewählten teuren Irrweg des diagnostischen und therapeutischen Aktionismus unterstützen.

Hausärzte sind aufgrund ihrer Vorgehensweise wesentlich flexibler und kommen in den meisten Fällen mit sehr viel weniger Ressourceneinsatz und schneller zum Ziel als Spezialisten, wenn es sich um Probleme aus einem unselektierten Patientenanliegen handelt. Eine Schnittstellendefinition für den Übergang von der primärmedizinischen Versorgungsebene zur Spezialdisziplin muss deshalb konkrete, positive und handlungsleitende Kriterien beinhalten. Diese müssen sich an diagnostisch und nosologisch eindeutigen und nachgewiesenermaßen therapierbaren Erkrankungen orientieren (etwa: obstruktives Schlaf-Apnoe-Syndrom).

Die Veranstaltung war dennoch ein Gewinn für unsere Leitliniengruppe, weil wichtige Kontakte geknüpft werden konnten. So erhielten wir insbesondere durch Prof. D. Ricmann aus Freiburg auch Hinweise zur Abklärung von Schlafstörungen (Abend- und Morgenprotokolle, die der Hausarzt an Patienten abgeben kann) und Beratung bei Schlafproblemen im Rahmen unserer eigenen Leitlinie.

Insbesondere bei der Erarbeitung der Patientenmaterialien offenbaren sich oft große Diskrepanzen im Verständnis zwischen Leitstelle und Autorengruppe, so dass letztere schließlich weitgehend selbständig diese Hilfestellungen für die Praxis und die Umsetzung der Leitlinie erstellte.

Wir bemühten uns sehr, den Patienten und Ärzten mit diesen Materialien handhabbare Hinweise für die Ätiologie der Beschwerden und Umgang damit zu geben, ohne erneut ungerechtfertigte Ängste und Fehlleitungen der Patientenkarriere zu provozieren. Auch die Vorgehensweise der Evaluation des Praxistests wurde gegenüber dem bisherigen Schema abgeändert und methodisch der Schwerpunkt auf eine qualitative Fragestellung gelegt, um Implementierungshindernisse und Unzufriedenheiten valide erfassen zu können.

Innerhalb unserer Arbeitsgruppe sind wir inzwischen – trotz anfänglicher Diskrepanzen über die Notwendigkeit einzelner diagnostischer Prozeduren und die Bewertung verschiedener Ursachen des Symptoms Müdigkeit – zu einem stabilen Konsens gelangt. Uns sind die Grenzen der eigenen Erfahrung aber auch der verfügbaren Evidenz sehr bewusst geworden. Die Levels of evidence sind für uns eine Hilfe, aber kein Dogma, das den eigenen ärztlichen Verstand aushebelt, allerdings sehen wir unsere bisherigen Praxiserfahrungen viel kritischer als früher und sind eher bereit, Routine-Vorgehensweisen zu hinterfragen. Wir hoffen, dass wir den so erreichten Stand unseres Wissens mittels unserer Leitlinie genügend transparent und für die hausärztliche Routineversorgung handhabbar machen konnten. Insbesondere denken wir, dass unsere Leitlinie trotz ihres Umfanges und ihrer Komplexität letztlich für die damit arbeitenden Allgemeinmediziner Hilfestellungen geben wird durch:

– Evidenzbasierte Vorgaben für ein anamnestisch-diagnostisches Basisprogramm, das unsere Ressourcen schont und uns eher vor überzogenen Forderungen nach vermeintlich erforderlichen Maßnahmen schützt.

– Umsetzungshilfen, die das Arzt-Patientengespräch erleichtern und unterstützen

– Hinweise, bei welchen klinischen Zeichen oder anamnestischen Besonderheiten eine erweiterte Diagnostik sinnvoll ist und wie diese aussehen kann.

Nach Freigabe durch den Arbeitskreis Leitlinien wird bis Juli 2001 der Praxistest im Raum Freiburg sowie in Österreich durchgeführt. Hier soll sich zeigen, ob sich unsere Vorstellungen im Praxisalltag implementieren lassen. Wir werden entsprechend den Ergebnissen dieses Tests und der eingegangenen Voten aus anderen Fachgesellschaften (diese sind zum größeren Teil überhaupt nicht eingegangen, ansonsten aber oft sehr detailliert und konstruktiv) die Leitlinie noch einmal zügig überarbeiten, um sie dann möglichst als Leitlinie Nr. 2 der DEGAM bei dem Hausärztetag im September 2001 präsentieren zu können.

Als Fazit bleibt für uns:

– Leitlinienerarbeitung auf hausärztlicher Ebene ist sehr mühsam und anstrengend, nicht zuletzt deshalb, weil uns im Gegensatz zu anderen Fächern oder allgemeinmedizinischen Arbeitsbereichen in anderen Ländern keine größeren Abteilungen zur Seite stehen. Wir haben die gesamte Arbeit ehrenamtlich in unserer – sowieso schon knapp bemessenen – Freizeit geleistet. Die Absendtermine unserer Emails lagen meistens in den späten Abendstunden oder am Wochenende, Telefonkonferenzen fanden nach Feierabend statt, persönliche Treffen aller Gruppenmitglieder waren nur anlässlich des Hausärztetages oder bei einzelnen Leitliniensitzungen der DEGAM möglich.

– Die Nutzung elektronischer Medien war äußerst hilfreich für die rasche Abstimmung und Kooperation innerhalb der Gruppe, deren Mitglieder in erheblicher räumlicher Distanz untereinander arbeiten.

– Die Zusammenarbeit mit Fachvertretern unterschiedlicher Ausrichtung: mehr methodisch, rein praktisch, mit und ohne universitäre Lehrverpflichtung aber allesamt mit kontinuierlicher Tätigkeit in der Hausarztpraxis war für uns alle eine wertvolle Erfahrung und bereichernd.

– Im internationalen Bereich gibt es zahlreiche gute Studien und Forschungsergebnisse, die für unseren Bereich erschlossen und im Sinne einer evidenzbasierten Medizin für die primärärztliche Versorgung in unserem Land nutzbar gemacht werden sollten.

– Wir haben einen erheblichen Forschungsbedarf, insbesondere auf nationaler Ebene im Bereich der hausärztlichen Versorgung, um unsere Aussagen zu verbessern und abzusichern. In vielen Bereichen klaffte gähnende Lehre, wo dringend valide Daten benötigt werden. Forschungsinvestitionen in diesem Bereich sind sicher gut angelegt. Sie können sehr schnell zu fassbaren Verbesserungen in unserer gesundheitlichen Versorgung führen.

– Wir hoffen mit unserer Arbeit den Hausärzten in unserem Land ein Instrument geben zu können, das in einem kleinen Segment den Praxisalltag erleichtert und zu verbesserter Versorgungsqualität bei sparsamem Einsatz der Ressourcen führt.

– Gerade bei unklaren und diffusen Symptomen stellt eine Leitlinie auch eine Entlastung des Arztes in der Primärversorgung dar, die ihn vor ungerechtfertigten Nachfragen und eigenen Zweifeln bezüglich eines hohen Umfangs der erforderlichen Diagnostik schützen soll.

– Wir sind uns dessen bewußt, dass es schwierig ist, Handlungen umzusetzen, zu denen der »philosophische« Hintergrund bei der Zielgruppe, d.h. den Patienten, Hausärzten und kooperierenden Kollegen in Deutschland und Österreich (noch) nicht etabliert ist, z.B. kognitiv-behaviorale Verfahren.

– Wir benötigen viel mehr Kollegen, die bereit und auch aufgrund ihrer methodischen Ausbildung in der Lage sind, Leitlinien zu entwickeln. Das ist nur über Neueinrichtung und Förderung vorhandener universitärer Abteilungen für Allgemeinmedizin sowie Verbesserung in der Fort- und Weiterbildung der Allgemeinärzte realisierbar.

– Insbesondere bei diffusen Beschwerdebildern, hohem Anteil psychischer Probleme und Verdacht auf Somatisierung – dies trifft geradezu exemplarisch auf den Beratungsanlass Müdigkeit zu – stellt der Hausarzt mit einem bio-psycho-sozialen Betreuungskonzept die adäquate Versorgungsebene dar. Nur wenn diese im Gesundheitssystem sichergestellt wird, können Fehlleitungen der Patienten, gefährliche Interventionen und Ressourcenverschwendung minimiert werden.

– Evidenzbasierung ist essentiell und hilfreich, sie ersetzt aber nicht klinische Konzepte und hausärztlichen Sachverstand. Von daher ist für eine sachgerechte Bearbeitung eines Themas für die Erstellung und Implementierung einer hausärztlichen Leitlinie eine umfangreiche persönliche Erfahrung der Leitlinienautoren in der allgemeinärztlichen Versorgung Voraussetzung.

Korrespondenzadresse:
Prof. Dr. med. Erika Baum
Medizinisches Zentrum für Methodenwissenschaften und Gesundheitsforschung, Leiterin der Abt. Allgemeinmedizin, Präventive und Rehabilitative Medizin
Philipps-Universität Marburg
Blitzweg 16
35033 Marburg

Anmerkungen

1 Bislang entwickelte oder sich in Entwicklung befindenden Leitlinien der DEGAM können eingesehen werden unter http://www.degam.de/S5_leit_themen.html.
2 Somatisierung meint körperliche Beschwerden als Ausdruck von unbewältigten Konflikten oder seelischen Spannungen ohne Organbefund.
3 Weitere Leitlinien anderer Fachgruppen sind auf der Internetseite http://www.uni-duesseldorf.de/AWMF/ll/index.html zu finden.

Hans-Jürgen Urban

»Den im Dunkeln sieht man nicht…«*

Der Bundesausschuss der Ärzte und Krankenkassen und
die Kostendämpfungspolitik im Gesundheitswesen

Gesundheitspolitik ist ein schwieriges Geschäft, und der entsprechende
Ministersessel gilt mitunter als Schleudersitz. Kaum ein Sektor des Sozial-
staates, darin scheinen sich Publizistik und Wissenschaft weitgehend
einig, der durch Lobbyverbände so vermachtet und deshalb gegen struk-
turelle Reformen so resistent wäre wie das Gesundheitssystem. Hinzu
kommt, dass die Regierenden in Gesundheitsfragen unter einem unge-
wöhnlich hohen Erwartungsdruck der Bevölkerung stehen. Somit können
unpopuläre Entscheidungen schnell unliebsame Konsequenzen an der
Wahlurne nach sich ziehen. In dieser Konstellation üben Institutionen,
die weniger als Regierungen auf gesellschaftliche Zustimmung ange-
wiesen oder in geringerem Maße dem kritischen Blick der Öffentlichkeit
ausgesetzt sind, eine gewisse Attraktivität auf politische Entscheidungsträger aus. Nicht zuletzt deshalb, weil sich diese Institutionen vergleichs-
weise gut dafür eignen, mit der Umsetzung unpopulärer Aufgaben beauftragt zu werden. Dies hat aus Sicht der Politik den Vorteil, die mit unlieb-
samen Entscheidungen verknüpften Konflikt- und Legitimationsrisiken
zu senken und damit der Gefahr eines Ansehensverlustes zu entgehen.

Der »Bundesausschuss der Ärzte und Krankenkassen« (BÄK) ist ein
solches Gremium. Er dürfte lediglich gesundheitspolitischen Insidern
bekannt sein. Nur zu besonderen Anlässen, etwa bei den Konflikten um
die Aufnahme von »Viagra« oder »Akupunktur« in den Leistungskatalog der gesetzlichen Krankenversicherung (GKV), tritt der BÄK vorübergehend aus dem Schatten in das Licht der öffentlichen Aufmerksamkeit. Dabei steht der Bekanntheitsgrad dieses Gremiums in einem
umgekehrt proportionalen Verhältnis zu seinem Einfluss. Gerade dieser
eigentümlichen Kombination aus Machtfülle und Unbekanntheit wegen
wurde er mitunter als eine »absolutistisch anmutende Nebenregierung«
im Gesundheitswesen und als ein Gremium, in dem weitreichende Entscheidungen »im stillen Kämmerlein ausgekungelt werden« bezeichnet
(Lojewski 1989: 52). Selbst wohlwollendere Beobachter des Gesundheitssystems reden nicht ohne Bedenken oder Skepsis von einem »kleinen Gesetzgeber« (Heberlein 1998) und schreiben ihm entweder ein
»Entscheidungsmonopol« (Wigge 1999) oder zumindest eine »hohe

Definitionsmacht« (Behnsen 1999) in gesundheitspolitischen Angelegenheiten zu.

Im Folgenden soll gezeigt werden, dass es für die hier angedeuteten
Probleme durchaus Anhaltspunkte gibt. So korrespondierte der starke
Bedeutungszuwachs, den der BÄK in den »Großen Gesundheitsreformen« der letzten Jahre erfahren hat, in hohem Maße mit der Verschärfung
der Spar- und Konsolidierungspolitik im Gesundheitswesen. Mehr noch:
der BÄK sollte nach dem Willen des Gesetzgebers bei der wettbewerbs-
kompatiblen Neustrukturierung des Gesundheitswesens wichtige Aufgaben wahrnehmen; Aufgaben, die der Gesetzgeber aufgrund von Ent-
scheidungsblockaden im politischen System, wegen zu starker Widerstände in der Gesellschaft oder befürchteter politischer Konfliktkosten
nicht erledigen konnte oder wollte.

1.   Die Funktion des BÄK bei der Regulierung des
         GKV-Leistungskatalogs

1.1   Aufgaben und Zusammensetzung des BÄK

Zweifelsohne besitzt der BÄK für die Regulierung von Produktion und
Verteilung von Gesundheitsgütern eine exklusive Funktion (Behnsen
1999; Heberlein 1998, 1999; Engelmann 2000a; Jung et al. 2000c). Der
Gesetzgeber hat ihn als ein bilaterales Funktionsmonopol konstruiert.
Die Monopolfunktion beruht auf der umfassenden und für den ambulanten Sektor exklusiven Definitionsmacht über den gesetzlichen Leistungskatalog der Krankenversicherung; die bilaterale Struktur resultiert aus
der Beschränkung der Teilnehmer an diesem Definitionsprozess auf die
Repräsentanten der Krankenversicherung und der Vertragsärzteschaft.
Die Akteure im BÄK sind die Spitzenverbände der Krankenkassen und
die Kassenärztliche Bundesvereinigung, die in einem gesetzlich fixierten
Zahlenverhältnis in ihm vertreten sind. Insgesamt besteht er aus 21 Mitgliedern, von denen jeweils neun Vertreter der Kassenärztlichen Bundesvereinigung (KBV) und den Spitzenverbänden der Krankenkassen zu
stehen. Die restlichen fallen auf den unparteiischen Vorsitzenden sowie
zwei weitere neutrale Mitglieder. Über diese sowie ihre Stellvertreter
haben sich die Verbände zu einigen. Kommt eine Einigung nicht zustande,
werden der Vorsitzende und die zwei weiteren Mitglieder durch den
Bundesminister für Gesundheit (BMG) im Benehmen mit den Verbänden
bestellt (§ 91 Abs. 2 SGB V). Die Verbände benennen ihre Vertreter auto-
nom. Die Entscheidungen im BÄK fallen mit einfacher Mehrheit. Die
Geschäftsführung in den Arbeitsausschüssen liegt alternierend bei Kassen und KBV, die des BÄK obliegt der KBV und soll – so sieht es die

GKV-Gesundheitsreform 2000 vor – nach seiner Konstituierung an den Koordinierungsausschuss (§ 137e SGB V, s.u.) übergehen.

Die zentrale Funktion des BÄK besteht in der inhaltlichen Interpretation der allgemeinen Leistungsvorschriften und der Konkretisierung des besonderen Leistungsrechts der GKV durch den Erlass von Richtlinien (RL). Mit den Richtlinien hat er die »ausreichende, zweckmäßige und wirtschaftliche Versorgung der Versicherten« (§ 92 Abs. 1 SGB V) zu sichern. Ihre Verbindlichkeit wird einerseits dadurch gewährleistet, dass sie Bestandteil der Bundesmantelverträge (nach § 82 SGB V) und damit zugleich der Gesamtverträge (nach § 83 SGB V) zwischen den Spitzenverbänden der Krankenkassen und der KBV sind, sodass die Bindewirkung gegenüber den KVen und den Landesverbänden der Krankenkassen keiner eigenen Umsetzung in den Satzungen mehr bedarf. Zugleich hat das Bundessozialgericht sie als »untergesetzliche Rechtsnormen« qualifiziert und ihnen mit Blick auf das Leistungsrecht in der GKV eine unmittelbare Gestaltungsfunktion zugesprochen. »Mit dieser Konkretisierung geben die Richtlinien einerseits eine Auslegungs- und Interpretationshilfe für Ärzte, bedeuten zugleich aber auch eine gewisse, allerdings zulässige Einschränkung der Therapiefreiheit und auch eine Beschränkung des Ermessens der Krankenkassen bei der Leistungsgewährung.« (Jung 1999: 258) Die Richtlinien binden also die vertragschließenden Verbände der Krankenkassen und der Leistungserbringer genauso wie den einzelnen Vertragsarzt und Versicherten.

Der Richtlinienauftrag des BÄK erstreckt sich über alle wichtigen Bereiche der ambulanten Versorgung. Grundsätzlich ist er zum Erlass von Richtlinien in allen Feldern und Fällen berechtigt, die zur Sicherstellung der ärztlichen Versorgung der Versicherten notwendig und im Bereich des Ausreichenden, Zweckmäßigen und Wirtschaftlichen angesiedelt sind (Wigge 1999: 524). Ein expliziter Richtlinienauftrag besteht für folgende Bereiche: ärztliche Behandlung; Maßnahmen zur Früherkennung von Krankheiten; ärztliche Betreuung bei Schwangerschaft und Mutterschaft; Einführung neuer Untersuchungs- und Behandlungsmethoden; Verordnungen von Arznei-, Verbands-, Heil- und Hilfsmitteln, Krankenhausbehandlung, häuslicher Krankenpflege und Soziotherapie; Beurteilung von Arbeitsunfähigkeit; Bedarfsplanung (§ 92 Abs. 1 SGB V). Die Erstellung der Richtlinien hat unter Berücksichtigung des allgemein anerkannten Standes der medizinischen Erkenntnisse und der medizinischen Notwendigkeit zu geschehen, wobei der Beachtung des Wirtschaftlichkeitsgebotes (§§ 12, 70 Abs. 1, 72 Abs. 2 SGB V) besondere Bedeutung zuzumessen ist. Vor Beschluss der einzelnen Richtlinien ist den betroffenen Leistungserbringern und Herstellern bzw. ihren Verbänden sowie Sachverständigen der medizinischen und pharmazeutischen Wissenschaft und Praxis die Gelegenheit zu Stellungnahmen zu geben, die in die Entscheidungen einzubeziehen sind. Die vom BÄK beschlossenen Richtlinien werden erst nach Vorlage beim BMG wirksam, der sie beanstanden bzw. bei Säumigkeit oder anderen Mängeln über den Verordnungsweg ersatzweise selbst eine entsprechende Richtlinie in Kraft setzen kann.

1.2 Bewertung ärztlicher Untersuchungs- und Behandlungsmethoden

Die leistungspolitische Regulierung der einzelnen Versorgungsbereiche durch den BÄK erfolgt also durch die Umsetzung gesetzlicher Vorschriften mittels autonomer Normsetzung in Form von RL. Besondere Bedeutung kommt dabei der Frage zu, wie der Prozess der Weiterentwicklung des medizinischen Fortschritts seinen Niederschlag im GKV-Leistungskatalog finden soll. Diesen Problemkomplex reguliert vor allem die RL »Über die Bewertung ärztlicher Untersuchungs- und Behandlungsmethoden« (BUB-RL). In diesem Bereich ist der Gesetzesauftrag des BÄK besonders weit gefasst: er erstreckt sich sowohl auf die Prüfung der Anerkennung *neuer Untersuchungs- und Behandlungsmethoden* als auch auf die *kontinuierliche Überprüfung aller zu Lasten der Krankenkassen bereits erbrachter vertragsärztlichen Leistungen.* Neue Untersuchungs- und Behandlungsmethoden dürfen in die Versorgung zu Lasten der Krankenkassen nur aufgenommen werden, wenn zuvor der BÄK – auf Antrag der KBV, einer Kassenärztlichen Vereinigung (KV) oder eines Spitzenverbandes – eine entsprechende Empfehlung abgegeben hat. Die Empfehlungen haben sich zu erstrecken auf: »(...) 1. die Anerkennung des diagnostischen und therapeutischen Nutzens der neuen Methode sowie deren medizinische Notwendigkeit und Wirtschaftlichkeit – auch im Vergleich zu bereits zu Lasten der Krankenkassen erbrachte Methoden – nach dem jeweiligen Stand der wissenschaftlichen Erkenntnis in der jeweiligen Therapierichtung, 2. die notwendige Qualifikation der Ärzte, die apparativen Anforderungen sowie Anforderungen an Maßnahmen der Qualitätssicherung, um eine sachgerechte Anwendung der Methode zu sichern, und 3. die erforderlichen Aufzeichnungen über die ärztliche Behandlung.« (§ 135 Abs. 1 SGB V)

Die BUB-RL bestimmt über den Gesetzestext hinaus auch die Definition als neu einzustufender Untersuchungs- und Behandlungsmethoden sowie die Anforderungen an eine ordnungsgemäße Antragstellung. So gelten als neue Methoden solche, die entweder noch nicht als abrechnungsfähige

Leistung im Einheitlichen Bewertungsmaßstab enthalten sind oder deren Indikationen wesentliche Änderungen oder Erweiterungen erfahren. Der Antrag auf Prüfung einer neuen Methode ist schriftlich zu begründen und hat Angaben zum Nutzen, zur medizinischen Notwendigkeit und zur Wirtschaftlichkeit auch im Vergleich zu bereits zugelassenen Methoden zu unterbreiten und zu belegen. Die so formulierten Kriterien sind auch der Maßstab bei der Prüfung der bereits zu Lasten der Krankenkassen erbrachten vertragsärztlichen Leistungen. Mit diesem Auftrag besitzt der BÄK über seine Richtlinienbeschlüsse eine faktisch auch retrospektiv wirkenden Normsetzungsfunktion. Ergibt die Prüfung einzelner Leistungen, dass sie den genannten Standards nicht gerecht werden, dürfen sie nicht mehr als Leistung zu Lasten der Krankenkassen erbracht werden.

Bei der Überprüfung einer Methode sind durch die veranlassende Krankenkassen- oder Ärzteseite die Hinweise dafür darzulegen, dass die entsprechende Methode nicht oder nur teilweise den gesetzlichen Kriterien entspricht. Der BÄK bzw. der entsprechende Arbeitsausschuss kann sowohl nach einem eigenen Fragebogen strukturierte Stellungnahmen externer Sachverständiger als auch Ergebnisse eigener Recherchen (systematische Übersichtsarbeiten, evidenzbasierte Leitlinien, Auswertung medizinischer Datenbanken usw.) in die Überprüfung mit einbeziehen. Zugleich kann der BÄK auf Vorschlag des Arbeitsausschusses in »geeigneten Fällen« die Beratung und Beschlussfassung für längstens drei Jahre aussetzen, wenn keine aussagefähigen Unterlagen vorliegen, diese aber im Rahmen einer gezielten wissenschaftlichen Bewertung in einem vertretbaren Zeitraum beschafft werden können.

Der BÄK definiert durch die BUB-RL nicht nur das ordnungsgemäße Verfahren, sondern konkretisiert auch die Prüfkriterien, nach denen die Bewertungen neuer sowie erbrachter Leistungen durchgeführt werden. Dies geschieht durch die Auflistung der Inhalte in den Unterlagen, auf deren Basis die Überprüfung von »Nutzen«, »medizinischer Notwendigkeit« und »Wirtschaftlichkeit« vorgenommen wird. Das Kriterium »Nutzen« einer Methode wird demnach überprüft anhand von:

- »Studien zum Nachweis der Wirksamkeit bei den beanspruchten Indikationen
- Nachweis der therapeutischen Konsequenz einer diagnostischen Methoden
- Abwägung des Nutzens gegen die Risiken
- Bewertung der erwünschten und unerwünschten Folgen («Outcome»)
- und dem Nutzen im Vergleich zu anderen Methoden gleicher Zielsetzung« (Abschn. 7.1. BUB-RL).

Die Überprüfung des Kriteriums »medizinische Notwendigkeit« erfolgt
insbesondere auf der Basis von Unterlagen:
– »zur Relevanz der medizinischen Problematik
– zur Häufigkeit der zu behandelnden Erkrankung
– zum Spontanverlauf der Erkrankung
– zu diagnostischen oder therapeutischen Alternativen« (Abschn. 7.2.
  BUB-RL).

Die Überprüfung des Kriteriums »Wirtschaftlichkeit« basiert auf Unter-
lagen zur:
– »Kostenabschätzung zur Anwendung beim einzelnen Patienten
– Kosten-Nutzenabwägung im Bezug auf den einzelnen Patienten
– Kosten-Nutzenabwägung im Bezug auf die Gesamtheit der Versicher-
  ten, auch Folgekostenabschätzung
– Kosten-Nutzenabwägung im Vergleich zu anderen Methoden.«
  (Abschn. 7.3 BUB-RL)

Die Unterlagen zu den therapeutischen und den diagnostischen Methoden werden getrennt nach definierten Evidenzstufen geordnet, anhand
derer der Nachweis für die Erreichung der Kriterien beurteilt werden.
Dazu wird zu beiden Methoden zwischen fünf unterschiedlich definierten
Evidenzstufen (I, IIa, IIb, IIc, III) differenziert, wobei die Evidenzstufen I
in beiden Bereichen erreicht ist, wenn »Evidenz aufgrund wenigstens
einer randomisierten, kontrollierten Studie, durchgeführt und veröffentlicht nach international anerkannten Standards (z.B.: »Gute klinische
Praxis« (GCP), Consort)« nachgewiesen werden kann (Abschn. 8.1. und
8.2. BUB-RL). Die Unterlagen werden in »Anlehnung an internationale
Evidenzkriterien« den einzelnen Evidenzstufen zugeordnet. Besondere
Anforderung, so legt es die RL fest, werden dabei entsprechend dem
jeweiligen Stand der wissenschaftlichen Erkenntnisse an das Prüfkrite-
rium »Nutzen« einer Methoden gestellt. »Danach ist der Nutzen einer
Methode in der Regel durch mindestens eine Studie der Evidenzklasse I
zu belegen. Liegen bei der Überprüfung einer Methode Studien dieser
Evidenzklasse nicht vor, so entscheidet der Ausschuss aufgrund der Unterlagen der bestvorliegenden Evidenz« (Abschn. 6.4. BUB-RL). Dieser
Grundsatz »bestvorliegender Evidenz« (»best evidence«) etabliert zum
einen den Evidence-based-Medicine-Ansatz (EBM-Ansatz) als Bewer-
tungsprinzip, eröffnet dem BÄK zugleich durch die Abweichung von der
ausschließlichen Bewertung anhand von Studien höchster Evidenz
gewollte Bewertungs- und Handlungsspielräume.

1.3 Der BÄK als intermediäres Regulierungsgremium im Gesundheitssystem

Der BÄK besitzt also eine hohe Definitionsmacht über den GKV-Leistungskatalog. Dies gilt, wie gezeigt, für die Bewertung erbrachte wie für die Anerkennung neuer Leistungen. Diese Definitionsmacht beruht zum einen auf den erheblichen Handlungsspielräumen, die sich vor allem aus der Fassung der Gesetzesvorgaben als unbestimmter Rechtsbegriffe (»ausreichend«, »zweckmäßig«, »notwendig«, »wirtschaftlich« sowie »allgemein anerkannt Stand der medizinischen Erkenntnisse«) ergeben, die, um wirksam zu werden, der Auslegung bedürfen. Sie resultiert aber auch daraus, dass die Richtlinien die Schlüsselakteure (Kassenverbände, Vertragsärzte und Versicherte) des Systems binden und sich auf die zentralen Versorgungsbereiche erstrecken.

Um zu vermeiden, dass die von den Entscheidungen des BÄK – oftmals massiv – berührten wirtschaftlichen Interessen der Leistungsanbieter zu einer Erosion seiner Handlungsfähigkeit führt, hat der Gesetzgeber deren Veto-Macht begrenzt. Dies geschieht auf vierfache Weise: *erstens* ist das Recht auf Stellungnahmen und Anhörung der Betroffenen auf die Bundesebene begrenzt und den Regularien unterworfen, die der BÄK selbst in der zitierten Verfahrensordnung zur Durchführung der Anhörungen spezifizieren konnte. *Zweitens* verfügen die betroffenen Interessengruppen zwar über Anhörungsrechte und die Möglichkeit von Stellungnahmen, die bei der Entscheidungen des BÄK zu berücksichtigen sind; aber etwaige Anfechtungsklagen haben weder aufschiebende Wirkung, noch schränken sie in irgendeiner Form das Letztentscheidungsrecht des Ausschusses ein. *Drittens* besitzen betroffene Leistungserbringer vor den Sozialgerichten zwar die Möglichkeit von Feststellungs- oder Leistungsklagen, gleichwohl sind die beklagbaren Regelungsbereiche eingeschränkt (Jung 2000c: 366); so kann ein Arzneimittelhersteller zwar gegen eine konkrete Preisvergleichsliste, nicht aber z.B. gegen die Gliederung nach Indikationsgebieten oder Stoffgruppen, isoliert Klage erheben. Und schließlich ist *viertens* auch der Kreis der klageberechtigten Akteure eingeschränkt, da aus der Rechtsqualität der Richtlinien als »untergesetzlicher Rechtsnormen« die Unzulässigkeit unmittelbarer Anfechtungen einzelner Ärzte, Krankenkassen oder Versicherter folgt.

Trotz (oder vielleicht sogar wegen) der exponierten Regulierungsfunktion des BÄK bleibt die Letztverantwortung des Staates unberührt. Sie wird durch unterschiedliche staatliche Aufsichts- und Interventionsrechte des BMG gesichert (Kaltenborn 2000). Mit Blick auf die Richtlinienkompetenz beruht sie über die allgemeinen Befugnisse des Gesetzgebers hinaus zum einen auf der Aufsicht des BMG über die Geschäftsführung des BÄK (nach § 91 Abs. 4 SGB V). Entscheidender und im politischen Prozess einflussreicher sind jedoch der staatliche Genehmigungsvorbehalt, das Beanstandungsrecht sowie die Befugnis zur Ersatzvornahme (nach § 94 Abs. 1 SGB V).

Kein Zweifel: In dieser Kombination aus weitreichender eigener Definitionsmacht, dosierter Veto-Macht betroffener Dritter und staatlichem Letztentscheidungsrecht stellt der BÄK ein institutionelles Regulierungsgremium dar, dass sich geradezu vorbildlich als Adressat für heikle staatliche Aufträge eignet. Offensichtlich besitzt es, was es für eine erfolgversprechende Umsetzung dieser Aufträge braucht. Im weiteren wird nun zu zeigen sein, dass dies kein Zufall, sondern Resultat einer gezielten Strategie des Gesetzgebers ist, der die Vorzüge eines solchen Gremiums zunehmend zu schätzen lernte.

2. Zwischen Indienstnahme und Ermächtigung: Der BÄK in den
    Gesundheitsreformen seit 1989

2.1 Die Schaffung einer zentralen Steuerungsinstanz
     im Gesundheitssystem

Lange Zeit spielte der BÄK in der Gesundheitspolitik keine bedeutende Rolle. Dies war zum einen darauf zurückzuführen, dass seiner Richtlinienkompetenz keine hohe Verbindlichkeit, sondern lediglich Empfehlungscharakter zukam. Zwar waren Rechtscharakter und Verbindlichkeitsgrad der Richtlinien stets umstritten; doch ging die herrschende Meinung gemeinsam mit dem Bundessozialgericht davon aus, dass den Richtlinien, jedenfalls sofern sie nicht Bestandteil der Satzungen der Verbände der Krankenkassen und der KVen waren, keine normative Bedeutung zukomme und sie aus sich heraus kein autonomes Recht der Selbstverwaltung begründeten. »Bis 1989 waren sie rein verwaltungsinterne Durchführungsbestimmungen, ohne rechtlich bindende Auswirkungen.« (Jung 1999: 258) Hinzu kam, dass im BÄK nur die RVO-Kassen vertreten waren und damit der Geltungsbereich der RL stark eingeschränkt war.

Erste Anzeichen einer Aufwertung des BÄK wurden im Kontext der liberalen Wende von einer expansiven Leistungs- zu einer Kostendämpfungspolitik im Gesundheitswesen und im Zuge der Verabschiedung des »Krankenversicherungs-Kostendämpfungsgesetzes« (KVKG) in 1977 deutlich. Im Rahmen der »einnahmeorientierten Ausgabenpolitik« wurden auch die Aufgaben des BÄK nicht unerheblich ausgeweitet und Ansätze seiner funktionalen Einpassung in die staatliche Sparstrategie deutlich. Zu den neu hinzu gekommenen Aufgaben gehörte der Auftrag zur Erstellung einer Arzneimittel-Preisvergleichliste; zugleich sollte der BÄK eine Liste mit »Bagatellarzneimitteln« erstellen, die nicht mehr zu Lasten der Krankenkassen verordnet werden durften.

Mit dem »Gesundheits-Reformgesetz« (GRG) aus dem Jahr 1989 sollte die 1977 eingeleitete Politik der »Kostendämpfung« durch eine Politik der »Strukturreformen« ersetzt werden (Webber 1989). Zunehmend wurden Phänomene der Überversorgung, Überkapazitäten und Unwirtschaftlichkeiten ausgemacht, an die die bisherige Sparpolitik nicht herangereicht hatte und die für den Kosten- und Beitragssatzanstieg verantwortlich gemacht wurden. Mit der politischen Neuorientierung korrespondierte auch die funktionale Aufwertung des BÄK (Döhler/Manow-Borgwardt 1992: 585ff.; Wigge 1999: 525). Ihm wurde vor allem die Korrektur der – in erster Linie mit Blick auf den ambulanten Sektor konstatierten – defizitären Steuerungskapazitäten übertragen. Er sollte seine erweiterte Richtlinienkompetenz zur Fortsetzung der im ambulanten ärztlichen Bereich bereits eingeleiteten Maßnahmen zur Erschließung von Wirtschaftlichkeitsreserven nutzen und den Gesetzgeber von dieser Aufgabe entlasten. Dazu sah das GRG insbesondere folgende Regelungen vor:

– Erstens wurden die Verbände der Ersatzkassen mit zwei Vertretern in den BÄK und damit in den Geltungsbereich der Richtlinien einbezogen. Durch diese Integration der Ersatzkassen wurde die Kassen(arten)-konkurrenz zurückgedrängt, die auf der bis dahin gespaltenen Geltung der Richtlinien basierte, die für die RVO-Kassen, nicht aber die Ersatzkassen galten (Abholz 1990: 10).

– Zweitens wurde die in Richtlinien zu regelnden Tatbestände erheblich ausgeweitet. Der BÄK wurde zum einen beauftragt, über Richtlinien Arzneimittel, die dem Wirtschaftlichkeitsgebot nicht genügten, von der Versorgung auszuschließen. Der Versorgungsausschluss galt auch für Heilmittel, die im Anwendungsbereich der ausgeschlossenen Arzneimittel verwendet werden. Zugleich erhielt der BÄK den Auftrag, Gruppen von Arzneimitteln zu bilden, für die die Spitzenverbände der Krankenkassen Festbeträge festsetzen sollten.

– Schließlich versuchte das GRG, die Normqualität der Richtlinien zu verbessern, um ihre Verbindlichkeit und damit die Definitionsmacht des DÄK als Regulierungsgremium zu stärken. Indem die Richtlinien des BÄK zu Bestandteilen der Bundesmantelverträge und der Gesamtverträge über die kassenärztliche Versorgung zwischen den KVen und den Landesverbänden der Krankenkassen erklärt wurden, sollte der rechtsetzende Akt, der nach der Rechtsprechung des BSG zur Entfaltung des normativen Charakters der Richtlinien voraus zu setzen war, überflüssig werden (Döhler/Manow-Borgwardt 1992: 587).

Dem BÄK war bei der Generalüberholung des Gesundheitssystems somit eine prominente Funktion zugedacht. Dies galt vor allem für vor allem für das »Herzstück« (Norbert Blüm) des GRG: die Festbetragsregelung. Auch wenn weder die erhofften Kostendämpfungseffekte erzielt noch die anvisierte Stärkung der Definitionsmacht des BÄK bruchlos in die Realität umgesetzt werden konnte, ist doch die Einschätzung vertretbar, dass die Umsetzung des GRG mit der »Schaffung einer zentralen Steuerungsinstanz« (Abholz 1990: 9) in Gestalt des BÄK einher ging.

2.2 Der BÄK als Agentur des gesundheitspolitischen Paradigmenwechsels?

Die zweite, umfassende Veränderung von Aufgaben- und Kompetenzdefinition des BÄK fand Mitte der 90er Jahre im Rahmen der Verabschiedung mehrerer gesundheitspolitischer Spargesetze statt. Sie muss jedoch vor dem Hintergrund einer grundlegenden Veränderung zentraler Grundstrukturen des Gesundheitssystems interpretiert werden, die durch das »Gesundheits-Strukturgesetz« (GSG) von 1992 implementiert wurden. Das GSG veränderte die Kontextbedingungen, in die sich seine neue Funktionsbestimmung des BÄK einpassen sollte, erheblich. Zu den entscheidenden Strukturmaßnahmen zählten die Einführung eines Ausgabenbudgets, die Neuordnung der sozialen Selbstverwaltung der Krankenkassen, die Ausdehnung der Kassenwahlfreiheit auf Arbeiter sowie die Einführung eines kassenartenübergreifenden Risikostrukturausgleichs, der den durch das erweiterte Wahlrecht installierten Kassenwettbewerb regulieren sollte (Reiners 1993; Deppe 2000: 109ff).

In den folgenden Jahren radikalisierte die konservativ-liberale Regierungskoalition – vor dem Hintergrund eines erneuten Ausgabenüberhangs in der GKV – ihre Sparanstrengungen. Insbesondere das »2. GKV-Neuordnungsgesetz« (2. NOG) sah neben der Ausgrenzung von Leistungen und Erhöhung von Zuzahlungen weit reichende Veränderungen der internen Regulierungsmechanismen im Gesundheitswesen vor. Ordnungspolitisch basierte das Gesetz auf einer stark wettbewerblichen Grundkonzeption und zielte vor allem darauf ab, durch die Strategie einer restriktiven Ressourcenregulierung die Selbstverwaltung zur Ausschöpfung von Wirtschaftlichkeitspotenzialen zu drängen. Zur Aktivierung dieser Reserven sollten vor allem »den Krankenkassen im Leistungs- und Versorgungsbereich zusätzlicher Gestaltungsspielraum verschafft werden, um Beitragssatzerhöhungen zu vermeiden bzw. den Finanzbedarf für Beitragssatzerhöhungen zu reduzieren« (2. NOG-Entwurf 1996: 16). Unter dem Motto »Vorfahrt für die Selbstverwaltung« wurden

»der Selbstverwaltung der Krankenkassen *und der gemeinsamen Selbstverwaltung von Krankenkassen und Leistungserbringern«* (ebda., Hervorh. i. O.) neue Wettbewerbsfelder eröffnet, indem die Palette des bisher weitgehend gesetzlich vorgeschriebenen GKV-Leistungskatalogs, seine Finanzierung und die Gestaltung der Anspruchsvoraussetzungen partiell zur Disposition der Selbstverwaltung und somit der Wettbewerbszwänge gestellt wurde. Dazu wollte das 2. NOG den einheitlichen Leistungskatalog in drei Segmente zerlegen. Neben den nach wie vor von allen Krankenkassen bereitzustellenden und von Arbeitgebern und Arbeitnehmern paritätisch zu finanzierenden Leistungen war die Einführung sogenannter »Gestaltungsleistungen« geplant. Zu diesen sollten Leistungen der häuslichen Krankenpflege, Fahrkosten mit Ausnahme von Rettungstransporten, Kuren und Rehabilitationen (ausgenommen Anschluss-Rehabilitationen und Mütterkuren), diverse Heilmittel sowie unterschiedliche Auslandsleistungen gehören. Für diese Gestaltungsleistungen war weiterhin eine paritätische Finanzierung vorgesehen. Als drittes Segment blieben die sogenannten »Satzungsleistungen« erhalten, die ausschließlich durch die Beiträge der Versicherten zu finanzieren waren. Zu den möglichen Satzungsleistungen zählten u.a. Leistungen der Gesundheitsförderung und Prävention; aber auch bestimmte Heilmittel, die zuvor durch das Beitragsentlastungs-Gesetz als paritätisch finanzierte, gesetzliche Leistungen ausgeschlossen worden waren.

Ergänzt werden sollte diese Dreiteilung des Leistungskatalogs durch Veränderungen im Beitragsrecht, in das Elemente aus der privaten Krankenversicherung eingeführt wurden. Die Kassen erhielten nun das Recht, eigenständig über die Erhöhung von Zuzahlungen zu entscheiden. Darüber hinaus durften sie sich durch entsprechende Satzungsänderungen auch Elementen aus der privaten Krankenversicherung bedienen. Zu diesen gehörte die Möglichkeit, durch Satzungsänderungen auch Pflichtversicherten das Recht eines Wechsels vom Sach- oder Dienstleistungsprinzip zur Kostenerstattung einzuräumen. Die Kostenerstattung konnte, ebenfalls über entsprechende Satzungsbestimmungen, mit der Möglichkeit von Selbstbehalten und einer entsprechenden Senkung des Beitragssatzes kombiniert werden. Schließlich war die Möglichkeit von Beitragsrückzahlung für Mitglieder vorgesehen, wenn diese und ihre versicherten Angehörigen im laufenden Kalenderjahr keine Leistungen zu Lasten der Krankenversicherung in Anspruch genommen hatten.

In den Kontext dieser strategischen Ausrichtung war die erneute Ausweitung der Regulierungsfunktion des BÄK eingebunden. Bereits unmittelbar nach der Verabschiedung des 2. NOG begann die kontroverse Debatte über die Frage, ob durch die Erweiterung von Aufgaben und

Kompetenzen des BÄK »ein neues Machtzentrum im deutschen Gesundheitswesen« entstanden sei. Die Opposition kritisierte, dass der Staat grundlegende Entscheidungen auf den BÄK abgewälzt habe, die dieser aufgrund mangelnder Legitimation und unzureichender Problemlösungskapazitäten nicht meistern könne (Dreßler 1997). Diese Einschätzung bezog sich auf folgende Regelungen:

– Zum einen wurde der Richtlinienauftrag des BÄK auf die Versorgungsbereiche Vorsorge und Rehabilitation, Versorgung mit Heilmitteln und häusliche Krankenpflege erweitert. Die neue Richtlinie zur häuslichen Krankenpflege sollte insbesondere der Abgrenzung zwischen der medizinischen Behandlungspflege und der Grundpflege im Sinne der 1996 eingeführten Pflegeversicherung dienen. Notwendig geworden waren die neuen Richtlinien jedoch vor allem mit Blick auf die mit dem 2. NOG neu eingeführten »Rahmenempfehlungen« zwischen den Spitzenverbänden der Krankenkassen und den Bundesverbänden der betroffenen Leistungserbringer, die unter Berücksichtigung der entsprechenden Richtlinien des Bundesausschusses zu vereinbaren waren.

– Zugleich wurde das Anhörungsverfahren im Rahmen der Richtlinienerstellung ausgeweitet, um insbesondere der Einfluss der nichtärztlichen Leistungserbringer zu erhöhen. Bisher waren sie lediglich bei der Gruppenbildung für Festbeträge und bei der Aufstellung der Preisvergleichslisten vor den jeweiligen Arbeitsausschüssen des Bundesausschusses anhörungsberechtigt. Im Rahmen des propagierten »Partnerschaftsmodells« wurden für die Arzneimittel-RL, die Vorsorge- und Rehabilitationsrichtlinie, die Heilmittel-RL und die RL für häusliche Krankenpflege die Anhörung der entsprechenden Verbände der Leistungserbringer zwingend vorgeschrieben.

– Die folgenreichste Veränderung stellte jedoch die zweifache Ausweitung der Bewertungskompetenz des BÄK im Bereich der Untersuchungs- und Behandlungsmethoden dar. Zum einen hatte der BÄK nicht mehr nur den diagnostischen und therapeutischen Nutzen, sondern zukünftig auch die medizinische Notwendigkeit und Wirtschaftlichkeit (auch im Vergleich zu bereits zu Lasten der Krankenversicherung erbrachten Methoden) zu bewerten, was eine signifikante Erhöhung der Zulassungsanforderungen bedeutete. Darüber hinaus wurde die Bewertungsbefugnis über die Prüfung neuer Untersuchungs- und Behandlungsmethoden hinaus auf »alle zu Lasten der gesetzlichen Krankenversicherung erbrachten vertragsärztlichen Leistungen« ausgedehnt. Methoden, die die erforderlichen Kriterien nicht erfüllten, durften nicht weiter als vertragsärztliche Leistungen zu Lasten der Krankenkassen erbracht werden; Leistungen, die den entsprechenden Kriterien »nicht in vollem Umfang entsprechen« durften hingegen als erweiterte Satzungsleistungen, die ausschließlich von dem Versicherten zu bezahlen waren, durch Satzungsänderungen in das Leistungsspektrum aufgenommen werden.

– Darüber hinaus erhielt der BÄK weitere, ordnungspolitisch nicht unwichtige Aufgaben. Zu diesen gehörte die Erstellung von Vorgaben für die durch das 2. NOG ermöglichten »erweiterten Satzungsleistungen« und für die Leistungen im Rahmen von Modellvorhaben; zugleich sollte er nähere Regelungen über die Beschäftigung von Ärzten in der Praxis von Vertragsärzten sowie zur Anpassung und Neufestlegung der Verhältniszahlen zur vertragsärztlichen Bedarfsplanung erstellen.

Es ist offenkundig, dass der BÄK mit diesen Maßnahmen des 2. NOG noch enger in die staatliche Strategie der »Konsolidierung« eingebunden wurde. Dabei stand insbesondere der Auftrag zur Generalüberprüfung des gesamten Katalogs vertragsärztlicher Leistungen in einem engen Zusammenhang mit dem im politischen Prozess gescheiterten Versuch einer Differenzierung des GKV-Leistungskatalogs. »Im 2. NOG wollte der Staat durch eine Dreiteilung des Leistungskatalogs in Pflicht-, Gestaltungs- und Satzungsleistungen eine Prioritätensetzung vornehmen, die letztlich am Widerstand der betroffenen Leistungserbringer und der Krankenkassen gescheitert ist. Jetzt wird die Prioritätenfindung einem Organ der gemeinsamen Selbstverwaltung von Krankenkassen und Ärzten übertragen. (...) Insgesamt erhält der Bundesausschuss eine Aufgabe zugeordnet, die auf politischem Weg nicht zu lösen war, weil die unterschiedlichen Vorstellungen über die zu setzenden Prioritäten zu weit auseinander lagen«. (Neubauer 1997: 12) Diese Interpretation kann sich durchaus auf die Intention des Gesetzgebers stützen, den potenziellen Beitrag der Selbstverwaltung zur Kostendämpfung offensiver zu nutzen. In der Begründung des 2. NOG hieß es: »Der Gesetzentwurf beruht im wesentlichen auf strukturellen Maßnahmen, die die Möglichkeiten der Selbstverwaltung, auf wirtschaftliche Leistungserbringung und sparsame Leistungsinanspruchnahme hinzuwirken, entscheidend verbessern« (2. NOG-Entwurf 1996: 36). Auch im Ausschuss selbst stieß diese staatliche Beauftragung zur »Leistungsausgrenzung auf kaltem Wege« (Dreßler 1997: 9) durchaus auf positive Resonanz und ging schnell in das Selbstverständnis wichtiger Ausschussakteure ein. (Jung 1997)

Doch das 2. NOG erweiterte nicht nur das Handlungsfeld des BÄK, sondern stärkte auch seine Durchsetzungsfähigkeit. Die zwingende Anhörung zusätzlicher Leistungserbringer im Prozess der Richtlinienerstellung widerspricht dem nur scheinbar. Letztlich lief sie darauf hinaus,

die Durchschlagskraft der Richtlinien zu erhöhen, da sich die unzureichende Beteiligung der Leistungserbringer als juristische Schwachstelle
erwiesen hatte, die durch die Ausweitung des anhörungsberechtigten
Personenkreises durch das 2. NOG und die anschließende Verabschiedung
einer »Verfahrensordnung zur Durchführung von Anhörungen« durch den
BÄK behoben werden sollte (Jung 1999: 255). In die gleiche Richtung
wirkte der Effektivierungs- und Professionalisierungsschub mit Blick
auf interne Verfahrensabläufe und Organisationsstrukturen. So wurde zu
den Fachausschüssen ein Koordinierungsausschuss errichtet, die Zahl der
Arbeitsausschüsse von 16 auf neun reduziert, stellvertretende Mitglieder
für die Arbeitsausschüsse bestellt, der Wechsel im Vorsitz zwischen Kassen
und Ärzten in den Arbeitsausschüssen vereinbart sowie die Mitwirkung
von Experten des Medizinischen Dienstes verstärkt (Jung 1997: 566).

Durch das 2. NOG machte der BÄK einen großen Schritt in Richtung
einer zentralen Regulierungsagentur, die den Auftrag einer konsolidierungskompatiblen Nutzung der zugeteilten Kompetenzen offensichtlich
anzunehmen bereit war. Durch eine entsprechende Veränderung der
Kontextbedingungen (Budgetierung, Beitragssatzstabilität usw.), aber
auch durch die Ausweitung des Prüfauftrags sowie die Aufgabenzuweisung im Zusammenhang mit der Definition von Satzungsleistungen
wurde der BÄK zum Schlüsselakteur für die Umsetzung der intendierten
Ausdifferenzierung des Leistungskatalogs. Damit zog der Gesetzgeber
ihn ins Zentrum der angestrebten ordnungspolitischen Wende von einem
gesetzlich vorgegebenen zu einem in Teilen wettbewerblich regulierten
Leistungsprofil. Unter dem Slogan »Vorfahrt für die Selbstverwaltung«
fand eine Strategie ihre Fortsetzung, mit der der Gesetzgeber durch die
Übertragung zentraler Regulierungsaufgaben auf die soziale Selbstverwaltung diese direkt in den Prozess der Rückführung der Leistungen
integrierte, um sich von den potenziellen Konflikt- und Legitimationsrisiken zu entlasten.

2.3   Die neue institutionelle Regulierungsstruktur

Mit dem Übergang von der konservativ-liberalen zur rot-grünen Regierungsmehrheit zogen auch neue Akzentsetzungen in die Gesundheitspolitik ein. Die neue Politik wollte zwar bei der Konsolidierung der GKV
weniger auf »einfache Sparmaßnahmen«, sondern vor allem auf die
Beseitigung von Struktur- und Qualitätsdefiziten setzen; doch die Strategie der prozesspolitischen Indienstnahme der sozialen Selbstverwaltung
wurde auch von der neuen Regierungsmehrheit fortgeführt. Durch das
»GKV-Gesundheitsreform-Gesetz 2000« (GKV-Reform 2000) erweiterte

der Gesetzgeber den Kompetenzbereich und die Definitionsmacht des BÄK durch folgende Maßnahmen:

– Zum einen wurde der öffentlich-rechtliche Charakter der Rechtsbeziehungen zwischen den Krankenkassen und den Leistungserbringern und damit auch für die Beschlüsse des Bundesausschusses fest- bzw. klargestellt (§ 69 SGB V). Damit wurden Streitigkeiten und Anfechtungen gegen die Richtlinien nach § 92 SGB V in die Zuständigkeit der Sozialgerichte verwiesen.

– Zweitens erhielt der BÄK im Zuge der Ausweitungen der Regelungen zur Qualitätssicherung in der vertragsärztlichen Versorgung den Auftrag, in Richtlinien die Anforderungen hinsichtlich des einrichtungsinternen Qualitätsmanagements sowie der Verfahren und Maßnahmen der Qualitätssicherung einschließlich der Kriterien für die Qualitätsbeurteilung der vertragsärztlichen Leistung festzulegen. Darüber hinaus sollte er für den Einsatz aufwendiger Medizintechnik in der vertragsärztlichen Versorgung diagnosebezogene Leitlinien festlegen.

– Drittens sollte der BÄK das Nähere über Art und Umfang der neu eingeführten Leistungen der Soziotherapie in einer Richtlinie bestimmen. Dazu hat er die Einzelheiten der Leistungsinhalte zu definieren, die Krankheitsbilder zu benennen, bei deren Behandlung Soziotherapie im Regelfall notwendig ist sowie Inhalt, Umfang und Dauer der Leistungen zu bestimmen.

– Zugleich wurde die Anhörungspflicht des BÄK für die Hilfsmittel-RL auf die Organisationen der Hilfsmittel-Leistungserbringer und die Verbände der Hilfsmittelhersteller und für die Mutterschafts- und Schwangerschafts-RL auf die Verbände der Hebammen und Entbindungspfleger ausgedehnt (§ 92 SGB V).

– Schließlich erhielt der BÄK die Kompetenz zur Ergänzung bzw. Korrektur der Arzneimittel-Positivliste durch die Arzneimittel-RL. Mit der GKV-Reform 2000 wurde dem Vertragsarzt die Möglichkeit eingeräumt, nicht auf der Positivliste aufgeführte Arzneimittel »ausnahmsweise im Einzelfall mit Begründung« (§ 33a Abs. 11 SGB V) doch zu verordnen. Voraussetzung ist, dass die Arzneimittel-RL dies vorsieht. Damit erhielt der BÄK gewissermaßen den rechtlich wie ordnungspolitisch ungewöhnlichen Auftrag, den Gesetzgeber (als Verordnungsgeber der Positivliste) nicht nur zu ergänzen, sondern auch zu korrigieren.

Insgesamt ist die in der GKV-Reform 2000 vorgenommene Aufwertung des BÄK jedoch als Bestandteil einer neuen institutionellen Regulierungsstruktur zu betrachten. Diese wiederum steht in einem engen Zusammenhang mit der Aufwertung von Maßnahmen der Qualitätssicherung sowie

der sektorenübergreifenden Versorgung. Zu den neuen Institutionen gehört zum einen der *Ausschuss Krankenhaus* (§ 137c SGB V). Er besteht aus
jeweils neun Vertretern der Krankenkassen und der Leistungserbringer
sowie dem unparteiischen Vorsitzenden des BÄK. Über den Vorsitzenden
und seinen Stellvertreter sowie über die Bestellung der Mitglieder, die
Amtsdauer, die Amtsführung etc. entscheidet der Ausschuss im gegen-
seitigen Einvernehmen selbst, wobei sich das BMG im Falle von Nicht-
einigungen Ersatzvornahmen per Rechtsverordnung vorbehält. Das BMG
führt ebenfalls die Aufsicht über die Geschäftsführung des Ausschusses.
Die zentrale Aufgabe des Ausschusses besteht in der beantragten Überprüfung neuer oder bereits angewandter Untersuchungs- und Behandlungsmethoden, die im Rahmen der Krankenhausbehandlung zu Lasten
der Krankenkassen gehen. Sie sollen insbesondere darauf hin bewertet
werden, ob sie für »eine ausreichende, zweckmäßige und wirtschaftliche
Versorgung der Versicherten unter Berücksichtigung des allgemein anerkannten Standes der medizinischen Erkenntnisse erforderlich sind.«
(§ 137c Abs. 1 SGB V). Methoden, die nach Überprüfung nicht den genannten Kriterien entsprechen, dürfen nicht zu Lasten der Krankenkassen
erbracht werden. Die Mitglieder sind gesetzlich verpflichtet, ihren Arbeitsplan sowie die Bewertungsergebnisse mit den für die Erstellung der
RL zuständigen Bundesausschüssen abzustimmen.

Die zweite neue Institution ist der *Koordinierungsausschuss* (§ 137e
SGB V). Er ist von den Spitzenorganisationen, die den BÄK und den
Ausschuss Krankenhaus bilden, als Arbeitsgemeinschaft zu errichten
und setzt sich aus den Vorsitzenden der Bundesausschüsse und dem Vorsitzenden des Ausschusses Krankenhaus sowie paritätisch aus neun Vertretern der (ambulanten und stationären) Leistungserbringer und der
Krankenkassen zusammen. Die Bundesärztekammer wird zwar nicht als
Entscheidungsträger einbezogen, erhält aber in zentralen Beschluss-
feldern das Recht zur Stellungnahme und wird in Anlehnung an die im
Rahmen der Richtlinienerarbeitung nach § 92 SGB V aufgestellten Prinzipien beteiligt. Die Rechtsaufsicht, die durch das BMG ausgeübt wird,
sowie die Regelungen zum Wirksamwerden der Beschlüsse des Koordinierungsausschusses sind in Anlehnung an die Vorschriften zur Richtlinienerstellung des BÄK (nach § 94 SGB V) formuliert.

Die zentralen Aufgaben des Koordinierungsausschusses sind: *Erstens*
die Gewährleistung einer gemeinsamen Geschäftsführung der Bundesausschüsse und des Ausschusses Krankenhaus. Dabei kann der Koordinierungsausschuss zur Durchführung der Geschäftsführung Personal in
dem von ihm für notwendig befundenen Umfang einstellen. *Zweitens*
die Erarbeitung von Kriterien für eine in Hinblick auf das diagnostische

und therapeutische Ziel ausgerichtete, zweckmäßige und wirtschaftliche Leistungserbringung für mindestens zehn Krankheiten pro Jahr. Die Kriterien sollen auf der Basis wissenschaftlich fundierter (sog. evidenzbasierter) Leitlinien eine rationale Diagnostik und Therapie sicherstellen und sich auf den ambulanten und stationären Sektor erstrecken. Priorität sollen solche Krankheiten haben, bei denen Hinweise auf unzureichende, fehlerhafte oder übermäßige Versorgung bestehen und deren Beseitigung die Morbidität und Mortalität der Bevölkerung nachhaltig beeinflussen würde. Dabei sollen die Kriterien »durch die Berücksichtigung von Kosten-Nutzen-Aspekten eine große gesundheitsökonomische und medizinische Relevanz haben.« (Beschlussempfehlung 1999: 171) *Drittens* wurde dem Ausschuss die Abgabe von Empfehlungen in sonstigen, sektorenübergreifenden Angelegenheiten der Bundesausschüsse und des Ausschusses Krankenhaus übertragen. An diesen Entscheidungen wirken die Spitzenverbände der jeweils betroffenen Leistungserbringer durch das Recht auf Stellungnahmen mit. Der Koordinierungsausschuss hat diese bei seinen Entscheidungen zu berücksichtigen. Das gleiche gilt für die Berufsorganisationen der Krankenpflegeberufe, die durch den deutschen Krankenpflegerat sowie die zuständigen Gewerkschaften vertreten werden können.

Aufgabendefinition, Verfahrensregeln und institutionelle Ausgestaltung der neuen Regulierungsstruktur lassen deutlich werden, dass der Gesetzgeber insbesondere vier Ziele verfolgte: *Erstens* sollten nicht nur der Zuständigkeitsbereich des BÄK weiter ausgeweitet, sondern auch die Verbindlichkeit seiner Entscheidungen erhöht werden. Vor allem durch die klarstellende Zuweisung des Rechtsweges zu den Sozialgerichten in Verfahren, in denen von den Entscheidungen des BÄK betroffene Dritte Ansprüche auf wettbewerbs- oder kartellrechtlicher Grundlage anmelden, sollte die Vetomacht der Leistungsanbieter eingeschränkt werden, die bisher über den Rechtsweg vor den Zivilgerichten immer wieder Blockaden errichtet hatten (Engelmannn 2000b). *Zweitens* sollten durch den Ausschuss Krankenhaus Bewertungsphilosophie und -praxis des BÄK, die bisher auf den Bereich ambulanter vertragsärztlicher Versorgung beschränkt waren, auf den stationären Sektor übertragen werden. *Drittens* war mit der neuen Regulierungsstruktur der Versuch der Stärkung der bisher lediglich rudimentären Vorschriften zur integrierten Versorgung verbunden, die durch die GKV-Reform 2000 eine generelle Aufwertung erfahren hatten (§ 140 a-h SGB V); die gemeinsame Geschäftsführung der Bundesausschüsse und des Ausschusses Krankenhaus durch den Koordinierungsausschuss soll »der Absicherung eines abgestimmten Entscheidungsverhaltens durch Koordinierung der Arbeit im Vorfeld der Beschlussfassung der einzelnen Ausschüsse« und die

Abgabe von Empfehlungen in Angelegenheiten, die mehrere Ausschüsse betreffen, solle der »Sicherung sektorenübergreifender, widerspruchsfreier Entscheidungen« in den Ausschüssen dienen. (Beschlussempfehlung 1999: 171) *Viertens* wurden durch die Funktionsbestimmung der neuen Ausschüsse die veränderten Regelungen zur Qualitätssicherung in der ambulanten und stationären Versorgung stärker als bisher auf die Kriterien und Standards der Evidence Based Medicine verpflichtet (Wigge 2000: 579ff). Damit folgte der Gesetzgeber der auch in der BUB-Richtlinie des BÄK zum Ausdruck kommenden Orientierung. Insbesondere die durch den Koordinierungsausschuss zu erarbeitenden Kriterien sollen »indikationsbezogene Behandlungskorridore« markieren und »auf der Basis wissenschaftlich fundierterer (evidenzbasierter) Leitlinien eine rationale Diagnostik und Therapie sicherstellen.« (Beschlussempfehlung 1999: 171)

3.   Interessenlagen und Handlungsblockaden in der neuen Regulierungsstruktur

3.1   Die »konsolidierungskompatible« Akteurskonstellation im BÄK

Der kursorische Blick auf die Gesundheitsreformen seit dem GRG hat nicht nur die sukzessive Erweiterung von Aufgaben und Kompetenzen des BÄK, sondern zugleich eine enge Korrespondenz mit der gesundheitspolitischen Wende in Richtung auf eine kostendämpfende Spar- und Strukturpolitik deutlich werden lassen. Zweifelsohne lag es in der Intention des Gesetzgebers, dem BÄK hier eine strategische Schlüsselrolle zuzuweisen und ihn zu diesem Zweck auch mit den erforderlichen legislativen Instrumenten auszustatten. Darüber hinaus war der Gesetzgeber offensichtlich bemüht, durch eine gezielte Veränderung der Kontextbedingungen die Handlungsanreize für die Akteure in die gewünschte Richtung zu lenken. Diese Kontextsteuerung vollzog sich vor allem über die Implementierung des Grundsatzes der Beitragsstabilität, die Begrenzung der Ressourcen durch eine grundlohnorientierte Budgetierung sowie die Einführung und Verschärfung des Kassenwettbewerbs.

Diese Maßnahmen konstituierten auf Kassen- wie auf Ärzteseite neue Interessenlagen, die auch das Handeln im BÄK nicht unberührt lassen: Die so entstandene Interessenkonstellation legt es den Ausschussakteuren weit stärker als bisher nahe, den Umfang des beitragsfinanzierten Leistungskatalogs eher restriktiv als expansiv zu definieren. Das gilt offensichtlich für die organisierte Ärzteschaft. Bedeutet ein expandierender Leistungskatalog unter der Bedingung nach oben offener Finanzvolumina direkte Einkommenszuwächse, so stellt die Budgetierung der

Finanzmittel für die ambulante Versorgung eine direkte Einkommens-
begrenzung dar. Da jede in den gesetzlichen Leistungskatalog neu auf-
genommene Leistung bei real konstantem Budget lediglich den Verfall
der Punktwerte und damit des abrechenbaren Preises für die Einzelleis-
tungen induziert, wundert die seit Jahren zu beobachtende Strategie der
organisierten Ärzteschaft nicht. Entweder protegieren sie konzeptionelle
Ansätze, die auf eine Rückführung des beitragsfinanzierten Pflichtleis-
tungen und ihre Ergänzung durch privat zu liquidierende »individuelle
Gesundheitsleistungen« hinauslaufen (könnten) (Abholz 1998); oder es
werden in der ein oder anderen Form Forderungen zur Erschließung
zusätzlicher Budgetmittel in die Debatte gebracht. Der Versuch, eine
Steigerung der Ärzteeinkommen über die Generierung neuer außerhalb
des Budgets abrechenbarer Leistungen oder zusätzliche »Budgettöpfe«
zu realisieren, kann als strategische Konstante vertragsärztlicher Inter-
essenvertretung unter Bindungen der Budgetierung gelten.

Dass sie auch für das Verhalten der KBV im BÄK strategieprägend
wirkt, ist seither an einigen Konflikten deutlich geworden, in denen von
der Kassenseite zur Anerkennung empfohlene neue Leistungen oder
Untersuchungsmethoden auf Ablehnung der Ärzteschaft trafen. Diese
Konfliktstruktur prägte etwa den Streit um die Anerkennung der Mag-
netresonanztomografie (MRT) zur Diagnostik von Brustkrebsrezidiven.
Sie wurde durch die Kassenvertreter protegiert, von der Ärzteseite aber
abgelehnt. Der Grund für die Ablehnung durch die KBV lag weder in
einem etwaigen Nachweis mangelnder Nützlichkeit oder fehlender Wirtschaftlichkeit, sondern in den mit ihrer Anerkennung verbundenen und
von der Ärzteseite abgelehnten Einkommenseffekten. Nachdem die
Kassenverbände den Kassenärzten vorgeworfen hatten, den Frauen eine
notwendige Untersuchungsmethode zu verweigern, zitierte die Ärzte
Zeitung (2.5.2001) die Erwiderung der KBV mit den Worten: »Die Leistungen können die Krankenkassen sofort haben, wenn sie die Kosten zusätzlich zu den Budgets zahlen.« Zugleich wurde verdeutlicht, dass es sich
bei dieser Haltung nicht um einen Sonderfall, sondern um die Konsequenz
einer grundlegenden strategischen Positionierung der KBV im BÄK
handelt: »Denn die Selbstverwaltung der Kassenseite hat sich intern festgelegt: Neue Leistungen, die zusätzliche Arbeit der Vertragsärzte bedeuten, müssen auch zusätzlich über das bisherige Honorarbudget hinaus
bezahlt werden. Sie wollen ohne zusätzliches Honorar keine neuen Leistungen im Bundesausschuss Ärzte und Krankenkassen anerkennen.«

Etwas komplizierter sieht es auf Seiten der Krankenkassen aus (Heberlein 1999: 130). Einerseits entspricht die tendenziell expansive Orientierung in der Definition des Leistungskataloges ihren Interessenlagen.

Die Krankenkassen beziehen einen erheblichen Teil ihrer öffentlichen Reputation aus der Funktion des »Wächters der Versicherteninteressen« und unterliegen bei der Ablehnung neuer Arzneimittel oder Behandlungsverfahren einem hohen öffentlichen Rechtfertigungsdruck. Zugleich gehen die Ablehnung neu beantragter oder die Ausgrenzung bereits anerkannter Leistungen mit einer Einschränkung des verbandsvertraglich regulierbaren Geltungsbereichs einher. Dies reduziert nicht nur die Bedeutung der Kassenverbände als den vertragsschließenden Parteien, sondern auch die »unternehmerische Produktpalette« der Kassen. Doch auch hier hat der Kassenwettbewerb neue Spielregeln implementiert. Vor allem für wettbewerbsstarke Kassen wächst das Interesse an möglichst breiten Grauzonen im Leistungsrecht, in denen über die Aufnahme einer Leistung in den GKV-Leistungskatalog (noch) nicht entschieden ist und für die mitunter Kostenübernahmen auf Wunsch von Versicherten einfach praktiziert werden können. In die gleiche Richtung weisen Optionen für eine Differenzierung des Leistungskatalogs über gesetzlich ermöglichte »Gestaltungs«- oder »Satzungs«-leistungen. Auch diese eröffnen den einzelnen Kassen Spielräume in der Leistungs- und damit in der Wettbewerbspolitik. Je breiter das Spektrum der möglichen »Grauzonen- oder Zusatzleistungen«, um so eher sind Kassen mit den entsprechenden finanziellen Voraussetzungen in der Lage, mit einer Kombination aus niedrigen Beitragssätzen und kassen(arten)spezifischen Leistungsprofilen ein im Wettbewerb um die guten Risiken attraktives »Produkt« anzubieten; und um so höher ist das Interesse, eine potenzielle Grauzonen- oder Zusatzleistung nicht in den gesetzlichen Katalog aufzunehmen und sie damit dem Wettbewerb zu entziehen.

In dieser Situation erweisen sich die zu beobachtenden Bestrebungen, auch über die Kassenartengrenzen hinweg »Wettbewerbs- und Verteilungskoalitionen« (Olson 1995) zu bilden, um verstärkt auf eine Öffnung des einheitlichen Leistungskataloges für den Wettbewerb zu drängen, als durchaus rational. Mag die Interessenlage mit Blick auf den Leistungskatalog bei den Einzelkassen oder Kassenarten auch heterogen und widersprüchlich, oftmals von anderen Interessen tangiert und durch die jeweilige Wettbewerbsposition gebrochen sein: die gemeinsame und einheitliche Interessenbasis für eine primär an der Versorgungsqualität ausgerichtete Definition des gesetzlichen Leistungskataloges ist unter dem Wettbewerbsregime mehr als labil. Lag der in den Nachkriegsjahrzehnten vollzogenen Ausweitung der GKV – Leistungen noch ein von Ärzteschaft und Krankenkassen geteiltes Interesse an einer eher expansiven Orientierung bei der Ausgestaltung des Leistungskatalogs zu Grunde, so ist diese Basis im Zuge der Konsolidierungspolitik längst erodiert.

3.2 Mit EBM-orientierter Qualitätssicherung zum »puristischen Leistungskatalog«?

Die durch Budgetierung und Kassenwettbewerb geprägte Akteurs-
konstellation im Gesundheitssystem generiert also Interessenlagen und
Handlungspräferenzen, die beiden Seite eine »konsolidierungskompatible«
Verhaltensweise im BÄK nahe legen. Zugleich existieren Hinweise einer
dieser Interessenlage entsprechenden Praxis. Vor allem die Verpflichtung
der leistungsregulierenden Gremien auf Qualitätssicherungsmaßnahmen
nach EBM-Kriterien könnte sich als Vehikel einer Verstetigung dieser
Politik erweisen. Neue Methoden haben bis zu ihrer Anerkennung mehrere Nadelöhre zu passieren. Zunächst müssen sie im Rahmen des nach
der Verfahrens-RL formalisierten Verfahrens Berücksichtigung finden.
Entweder aufgrund eigener Präferenzen oder auf Initiative Externer
(etwa von Berufsverbänden, Gerätehersteller usw.) hin, können die KBV,
die KVen oder die Verbände der Krankenkassen die Beratung einer
bestimmten Methode beantragen. »Beratungsanträge müssen durch
plausible Unterlagen belegen, dass sich eine Methode als neuer therapeutischer oder diagnostischer Standard etabliert hat, und deshalb ihre
Einführung in die ambulante Versorgung zur Diskussion steht.« (Jung
2000c: 366) Dem schließt sich der eigentliche Bewertungsvorgang an,
der sich umfassender EBM-Kriterien bedient. In diesem Prozess wurden
in der Arbeit des BÄK mitunter dezidierte Schritte in Richtung auf eine
Rückführung des beitragsfinanzierten Leistungskatalogs ausgemacht.
»Verbunden mit den medizin-fachlichen Bestrebungen der ›evidence-
based medicine‹ (EBM) zielt er darauf ab, den Teil des Medizinbetriebs,
der sich aus Mitteln der GKV finanziert, tendenziell zurückzuführen auf
qualitätsgesicherte Mittel und die Behandlung von Krankheiten im enge-
ren und unbestrittenem Sinne.« (Heberlein 1999: 129) Auch der erhoffte
Zuwachs an Rationalität in der Bewertung erbrachter oder neuer Unter-
suchungs- und Behandlungsmethoden wird verschiedentlich abschlägig
beschieden: »Die bisherige Entscheidungspraxis des Bundesausschusses
im Anschluss an das 2 GKV-Neuordnungsgesetz hat eher zu einer Ausgrenzung von Leistungen für Versicherte geführt, ohne dass im Einzelfall
aus den Entscheidungen des Bundesausschusses ersichtlich geworden
wäre, dass die ausgeschlossene Methode tatsächlich nicht die vom Gesetzgeber geforderten Anforderungen an Wirtschaftlichkeit und Wirksamkeit
erfüllen.« Zugleich sei mit Blick auf die insbesondere in der BUB-RL
festgelegten Standards sowie die bisherige Entscheidungspraxis des BÄK
zu befürchten, dass auch in Zukunft »die angebliche Qualitätssicherung
durch den Ausschuss aufgrund der für viele Behandlungsmethoden nicht

erreichbaren strengen Standards zu einem Ausschluss des medizinischen Fortschritts in der gesetzlichen Krankenversicherung führt«. (Wigge 2000: 579, 585)

Auch wenn aus der Analyse von Einzelentscheidungen schon aus methodischen Gründen nicht unmittelbar auf eine Verifizierung der »Ausgrenzungsthese« in der Praxis des BÄK geschlussfolgert werden sollte, verweisen die hier formulierten Vorbehalte zu Recht auf die Ambivalenz einer strikt EBM-orientierten Qualitätssicherungspraxis. Sowohl die ausschließliche Anwendung als auch die umstandslose Ablehnung von EBM-Kriterien kann mit Blick auf das Ziel einer qualitativ optimalen und trotzdem Wirtschaftlichkeitskriterien genügenden Versorgung der Patienten in die Irre führen. Auf der einen Seite eröffnet die EBM zweifelsohne Chancen zu höherer Qualität und Wirtschaftlichkeit in der medizinischen Versorgung. Die Einbeziehung von EBM-Kriterien in den Entscheidungsprozess des BÄK könnte dazu beitragen, »mittels nachprüfbarer Kriterien problematische Ausweitungen im Leistungsspektrum zu vermeiden. Sie hat zudem nicht zuletzt das Ziel, die Diskussion um neue Untersuchungs- und Behandlungsmethoden zu versachlichen und zu entpolitisieren.« (Abholz/Schmacke 2000: 13) Auf der anderen Seite ist die Gefahr nicht von der Hand zu weisen, dass EBM gerade im durch ökonomische Interessen überdeterminierten Aushandlungsprozess des BÄK »auf das Trivialpostulat einer wissenschaftlich fundierten Medizin« (Sachverständigenrat 2000/2001: 65) reduziert wird. Gerade wenn sich die an den naturwissenschaftlich-statistischen Standards orientierende EBM nicht mit der klinischen Erfahrung des Arztes und den Präferenzen der Patienten verbindet, könnten sich derartige Entscheidungskriterien mit Blick auf das »soziale Phänomen Krankheit« schnell als unterkomplex erweisen und eine ausschließliche Orientierung an EBM-Kriterien in eine Unter- bzw. Fehlversorgung führen. Dies gilt insbesondere für den »Grauzonenbereich« ärztlichen Handelns, in dem die beste verfügbare Evidenz zum diagnostischen und therapeutischen Handeln am Patienten unvollständig oder widersprüchlich ist (ebenda: 65ff.). Denn nach wie vor ist davon auszugehen, dass nur etwa 4 % aller Dienstleistungen, die in Ambulanz und Krankenhaus erbracht werden, dem Anspruch auf »belastbare« Evidenz genügen, während 45 % lediglich einfacheren Evidenz-Kriterien und etwa 5 % keiner wissenschaftlichen Evidenz genügen (Abholz/Schmacke 2000: 11).

Unter Berücksichtigung dieser Strukturdefizite EBM-orientierter Qualitätsprüfung und Bewertung ist davon auszugehen, dass eine zu enge Fixierung auf EBM fast zwangsläufig zu unrealistisch hohen Hürden bei der Anerkennung in Frage stehender Leistungen und Verfahren oder einer medizinisch nicht zu rechtfertigenden Einschränkung der therapeutischen Optionen führen muss. Die praktizierte Selbstkorrektur, die der BÄK mit Blick auf die Änderung der Evidenzanforderungen im Übergang von der NUB- zur BUB-RL vollzogen hat, kann die Gefahr weiterhin überspannter Anforderungen an neue Leistungen, Verfahren und Methoden nicht bannen (Wigge 200: 576f.). Zwar wurde die generelle und ausnahmslose Geltung der Anforderungen der Evidenzstufe I in der NUB-RL insofern relativiert, als bei fehlenden Studien dieser Evidenzklasse der Ausschuss nun »aufgrund der Unterlagen der bestvorliegenden Evidenz« entscheidet; doch auch diese Entscheidungsgrundlage kann schnell in einen »puristischen Leistungskatalog« (Abholz/ Schmacke 2000: 13) führen, der lediglich nach dem heutigen Stand der Erkenntnis sehr gut evaluierbare Leistungen enthält bzw. Leistungen ohne definitionsgemäß »höhergradigen« Evidenzklassen aus dem GKV-Katalog heraus nimmt und diese ggf. dem Privatisierung- und Vermarktungsprozess in Form von »Grauzonen- oder Zusatzleistungen« anheim stellt. Darüber hinaus dürften insbesondere komplexe Versorgungsmaßnahmen mit relevanten Anteilen von Zuwendungsmedizin sowie Interventionen, hinter deren Anwendung keine formierten kommerziellen Interessen stehen und für die keine finanzaufwendigen Studien durchgeführt werden, durch das Raster der EBM-Prüfkriterien fallen. Die Sachlage bleibt ambivalent: Evidence Based Medicine im allgemeinen, eine an ihr ausgerichtete Qualitätssicherung im besonderen sind sowohl mit der Chance einer höheren Rationalität in der Versorgung als auch als Instrument der Leistungsausgrenzung mit dem Ziel eines »puristischen Leistungskatalogs« handhabbar. In der konkreten Bewertungspraxis dürften daher letztlich weniger sachliche als vielmehr interessen- und machtpolitische Faktoren den Ausschlag geben.

3.3 Widersprüche und potenzielle Handlungsblockaden der neuen Regulierungsgremien

Bereits vor der Verabschiedung der GKV-Gesundheitsreform 2000 waren Restriktionen für den BÄK deutlich geworden, die der Umsetzung des ihm zugewiesenen (und angenommenen) »Konsolidierungsauftrags« im Wege standen. Obwohl vom Gesetzgeber als mustergültiges »korporatistisches Regulierungsgremium« konzipiert, beinhalteten die Gesetze, die seine sukzessive Aufwertung bewirkten, immer auch zugleich Korrektur- und Stabilisierungsversuche, die auf die Behebung der in der Praxis deutlich gewordenen Schwachstellen zielten. Doch diese Versuche blieben bis heute unzulänglich. Selbst nach der Verabschiedung der GKV-Gesundheitsreform 2000 wurde aus dem BÄK heraus die Meinung vertreten, auch die neue Rechtsgrundlagen würden dem erneut ausgeweiteten Auftrag nicht gerecht; erneut habe es der Gesetzgeber versäumt, dem BÄK »das zur Bewältigung seiner Aufgaben erforderliche rechtliche Instrumentarium zur Verfügung zu stellen.« (Jung 2000a: 6).

An Brisanz gewann der Konflikt zwischen dem konfliktträchtigen Handlungsauftrag und den wenig konfliktbewährten Handlungsinstrumenten in dem Maße, in dem der »Kostendämpfungsauftrag« im gesetzlichen Auftrag wie im Selbstverständnis der BÄK an Bedeutung gewann. Zwar definiert sich der BÄK einerseits selbst als »Instrument zur Gestaltung und *Begrenzung der Leistungsansprüche der gesetzlich Krankenversicherten*« (Jung et al. 2000c: 369; Hervorh. d.Verf.), jedoch zugleich als ein Akteur, der für die Umsetzung dieses Selbstverständnisses lediglich mit »stumpfen Waffen« ausgestattet sei (Jung 2000b: 56). Die defizitäre Handlungsgrundlage besteht zum einen in der Tat in der »Nachlässigkeit des Gesetzgebers in der Einzelausstattung der Rechtsgrundlagen« (Jung 1999: 259). So hat sich der Gesetzgeber bisher jeglicher Aussagen zur Rechtsnatur des Bundesausschusses, zur Rechtsqualität der RL und zu deren Rechtswirkungen gegenüber Dritten enthalten. Regelungslücken sind auch mit Blick auf das Verfahren des Zustandekommens, der Anhörung von Verbänden sowie zu den Regularien und Folgen der Anfechtung der RL und schließlich der Möglichkeiten der Anfechtung einer auf dem Wege der Ersatzvornahme zu Stande gekommenen RL durch den Bundesausschuss zu verzeichnen. Wurden diese Lücken durch die Rechtsprechung der Sozialgerichte, insbesondere des Bundessozialgericht, teilweise geschlossen, so erweisen sich ungeklärte Rechtsfragen in Hinblick auf die verfassungsrechtliche Legitimation der RL-Entscheidungen auch weiterhin als Schwachstelle, die insbesondere in ihren Einkommensinteressen negativ betroffenen Leistungserbringern als Ansatzpunkte zur Mobilisierung von Vetomacht dienen (Hiddemann 2001; Koch 2001). Auch nach der GKV-Gesundheitsreform 2000 setzte sich der Streit um die immer wieder bestrittene Kompetenz des BÄK fort, im Rahmen der Arzneimittel-RL Leistungen aus dem Leistungskatalog auszuschließen und Arzneimittelgruppen für die durch die Spitzenverbände vorzunehmende Festsetzung von Festbeträgen zu bilden (Kaesbach 2001).

Die hier beklagte »falsche Sparsamkeit des Gesetzgebers« (Jung 1999: 257) mit rechtlichen Klarstellungen lässt sich im übertragenen Sinne auch für die neue institutionelle Regulierungsstruktur feststellen. Das gilt vor allem mit Blick auf den Koordinierungsausschuss. Angesichts der gesetzlich festgestellten hohen Verbindlichkeit der Beschlüsse des Koordinierungsausschusses und ihrer weitreichenden Auswirkungen

auf die berufsständischen und wirtschaftlichen Interessen der Leistungserbringer sind zumindest drei Konfliktfelder vorprogrammiert. Zum einen
hat bereits der Streit darüber begonnen, inwieweit sich der offensichtliche
Eingriff in die ärztliche Therapiefreiheit, der mit den EBM-orientierten
Behandlungsleitlinien verbunden sein wird, juristisch rechtfertigen und
politisch aufrechterhalten lassen wird (Wigge 2000). Zum zweiten sind
Konflikte zwischen den Ausschussakteuren über die Frage abzusehen,
bei welchen der Krankheiten Unter-, Fehl- oder Überversorgungslagen
vorliegen und somit evidenzbasierte Leitlinien erstellt werden sollen. Da
hier die Einkommenschancen der Leistungserbringer sowie die Kosten-
belastungen der Krankenkassen unmittelbar tangiert werden, ist mit einem
erhebliche Konfliktpotenzial zu rechnen. Und schließlich werden vor
allem negativ von den Beschlüssen des Koordinierungsausschuss betroffene Dritte die ungeklärten Fragen nach der Rechtsnatur und der Verbindlichkeit der Entscheidungen des Koordinierungsausschuss und ihrer
Beziehung zu den RL des BÄK auf die Tagesordnung setzen. Zwar sollen
nach der Intention des Gesetzgebers die Beschlüsse des Koordinierungsausschusses keinen Eingriff in die Hoheit der Bundesausschüsse bewirken
(Beschlussempfehlung 1999: 171), doch ist wegen ihrer hohen Verbindlichkeit nicht nur die Gefahr einer Verbindlichkeitskonkurrenz mit den RL
des BÄK gegeben; angesichts der Reichweite der Beschlüsse dürfte sich
auch die Frage nach der generellen (verfassungs)rechtlichen Legitimation
des Koordinierungsausschusses bzw. seiner Beschlüsse mit der gleichen
Heftigkeit zum Politikum auswachsen, wie es seit Jahren bei den RL des
BÄK der Fall ist.

Hat bereits der in summa recht funktional ausgestattete BÄK Probleme,
seine Entscheidungskompetenz im hoch vermachteten Gesundheitssektor
zu behaupten, so dürften dies für den institutionell unzulänglicher ausge-
statteten Koordinierungsausschuss in potenzierter Intensität gelten. Ob
sich dieses durch rechtliche und politische Unsicherheiten geschwächte
Gremium in seiner jetzigen Gestalt der Wucht der absehbaren Anfechtungen insbesondere der Leistungsanbieter wird erwehren können, bleibt
abzuwarten; wahrscheinlich ist es nicht

Korrespondenzadresse:
Hans-Jürgen Urban
Abteilung Sozialpolitik
IG Metall-Vorstand
Lyoner Straße 32
60519 Frankfurt a.M.
e-mail: Hans-Jürgen.Urban@igmetall.de

Anmerkung

* Der vorliegende Text stellt die gekürzte Fassung eines Beitrages dar, der während meines Aufenthaltes als Gastwissenschaftler in der Arbeitsgruppe »Public Health« am Wissenschaftszentrum Berlin für Sozialforschung (WZB) entstand. Ich danke dem WZB für die Einladung und den Mitgliedern der Arbeitsgruppe für die sehr angenehme Arbeitssituation und viele anregende Hinweise und Diskussionen.

Literatur

Abholz, H.-H. (1998): Individuelle Gesundheitsleistungen (IGEL) – der verkannte Sprengsatz für GKV und ärztliche Profession. Arbeit und Sozialpolitik 52, 3-4: 42-45

Abholz, H.-H. (1990): Steuerung und Kontrolle ärztlichen Handelns auf der Basis des »Gesundheitsreformgesetzes«. Jahrbuch für Kritische Medizin 15: 7-25

Abholz, H.-H./Schmacke, N. (2000): Ist mehr Rationalität mittels »bestvorliegender Evidenz« ausreichend für die Gestaltung vertragsärztlicher Versorgung? Arbeit und Sozialpolitik 54, 5-6: 10-15

Behnsen, E. (1999): Die Definitionsmacht des Bundesausschusses der Ärzte und Krankenkassen. Die Krankenversicherung 51, 9: 264-269

Beschlussempfehlung (1999): Beschlussempfehlung und Bericht des Ausschusses für Gesundheit zu dem Gesetzentwurf der SPD und BÜNDNIS 90/DIE GRÜNEN »Zur Reform der gesetzlichen Krankenversicherung ab dem Jahr 2000« (GKV-Gesundheitsreform-Gesetz 2000) (=Bundestagsdrucksache 14/1977). Berlin

Deppe, H.-U. (2000): Zur sozialen Anatomie des Gesundheitswesens. Neoliberalismus und Gesundheitspolitik in Deutschland. Frankfurt a. M.: VAS

Döhler, M./Manow-Borgwardt, Ph. (1992): Gesundheitspolitische Steuerung zwischen Hierarchie und Verhandlung. Politische Vierteljahresschrift 33, 4: 571-596

Dreßler, R. (1997): Legitimationsbasis der Partner klafft weit auseinander. Der Gelbe Dienst 15, 15-16: 7-9

Engelmann, K. (2000a): Untergesetzliche Normsetzung im Recht der gesetzlichen Krankenversicherung durch Verträge und Richtlinien. Neue Zeitschrift für Sozialrecht 9, 1: 1-8 (Teil 1); 9, 2: 76-84 (Teil 2)

Engelmann, K. (2000b): Sozialrechtsweg in Streitigkeiten zwischen Institutionen der gesetzlichen Krankenversicherung und Leistungserbringern bei wettbewerbs- und kartellrechtlichem Bezug. Neue Zeitschrift für Sozialrecht 9, 5: 213-268

Heberlein, I. (1998): Der Bundesausschuß als »kleiner Gesetzgeber«. Recht und Politik im Gesundheitswesen 4, 4: 143-153

Heberlein, I. (1999): Paradigmenwechsel in der Krankenversicherung. Die neue Rolle des Bundesausschuss der Ärzte und Krankenkassen am Beispiel der UUB. Vierteljahresschrift für Sozialrecht 27, 2: 123-155

Hiddemann, T. (2001): Die Richtlinien des Bundesausschusses der Ärzte und Krankenkassen als Rechtsnorm. Die BKK 87, 4: 187-195

Jung, K. (1997): Interview mit Karl Jung über Aufgaben und geplante Tätigkeit. DOK 79, 17-18: 565-569

Jung, K. (1999): Gegenwind für den Bundesausschuß der Ärzte und Krankenkassen. Zwischenbilanz des Geleisteten, Auseinandersetzung mit den Widerständen und Aufzeigen von Veränderungsnotwendigkeiten. Die Krankenversicherung 51, 9: 252-262

Jung, K. (2000a): Lässt der Gesetzgeber den Bundesausschuss im Regen stehen? Forum für Gesellschaftspolitik 6, 1: 5-13

Jung, K. (2000b): Rechtliche Grundlagen des Bundesausschusses auch nach der GKV-Reform 2000 unzureichend. Die Krankenversicherung 52, 3: 52-58

Jung, K. et al. (2000c): Ansprüche der Versicherten präzisieren. Deutsches Ärzteblatt 97, 7: A365-A370

Kaltenborn, M. (2000): Richtliniengebung durch materielle Ersatzvornahme. Zur Aufsicht des Bundesministers für Gesundheit über die Bundesausschüsse der (Zahn-) Ärzte und Krankenkassen gemäß § 94 SGB V, in: Vierteljahresschrift für Sozialrecht 28, 3: 249-271

Kaesbach, W. (2001): Arzneimittel-Festbeträge: Wende oder Ende? Die BKK 87, 4: 161-166

Koch, Th. (2001): Normsetzung durch Richtlinien des Bundesausschusses der Ärzte und Krankenkassen? Die Sozialgerichtsbarkeit 48, 3: 109-116 (Teil 1); 48,4: 166-174 (Teil 2)

Lojewski, G. v. (1989): Über unser Schicksal wird im Dunkeln entschieden. Medical Tribune, 2.6.1989: 50-52

Neubauer, G. (1997): Bundesausschuß – ein demokratisch nicht legitimiertes Gremium. Der Gelbe Dienst 15, 15-16: 12-13

Reiners, H. (1993): Das Gesundheitsstrukturgesetz – Ein »Hauch von Sozialgeschichte«? Werkstattbericht über eine gesundheitspolitische Weichenstellung (=Wissenschaftszentrum Berlin für Sozialforschung, Forschungsgruppe Gesundheitsrisiken und Präventionspolitik. P93-210). Berlin: WZB

SVRKAiG (2000/2001): Sachverständigenrat für die Konzertierte Aktion im Gesundheitswesen. Bedarfsgerechtigkeit und Wirtschaftlichkeit. (Kurzfassung). o.O.

Webber, D. (1989): Zur Geschichte der Gesundheitsreformen in Deutschland – Teil II: Norbert Blüms Gesundheitsreform und die Lobby. Leviathan 17, 2: 262-300

Wigge, P. (1999): Das Entscheidungsmonopol des Bundesausschusses Ärzte/Krankenkassen für Arzneimittel und neue medizinische Verfahren. Medizinrecht 17, 11: 524-529

Wigge, P. (2000): Evidenz-basierte Richtlinien und Leitlinien. Qualitätssicherungs- und Steuerungsinstrumente in der GKV? Medizinrecht 18, 12: 574-585

2. NOG-Entwurf (1996): Entwurf eines Zweiten Gesetzes zur Neuordnung von Selbstverwaltung und Eigenverantwortung in der gesetzlichen Krankenversicherung (2. GKV-Neuordnungsgesetz – 2. GKV-NOG) (=Bundestagsdrucksache 13/6087). Berlin

Norbert Schmacke

Die Bewertung von Untersuchungs- und Behandlungsmethoden durch den Bundesausschuss der Ärzte und Krankenkassen

Rationale Ressourcensteuerung oder Politisierung von Evidenzbasierter Medizin?

Methodenbewertung im Kontext der Ökonomisierung

Die Ökonomisierung des Gesundheitswesens wird von vielen Beobachtern der gesundheitspolitischen Entwicklung als große Gefahr für eine humane Versorgung betrachtet. Deregulierungstendenzen in unterschiedlichen Systemen werden mit dieser Einschätzung ebenso in Verbindung gebracht wie das Vordringen marktlicher Steuerungsüberlegungen in der gesetzlichen Krankenversicherung (GKV) in Deutschland. Dabei wird mit dem Begriff des Neoliberalismus ein Trend umschrieben, der überholt geglaubte Konzepte des direkten Wettbewerbs für die Konzeptualisierung der Krankenversicherung hoffähig machen will. Nun muss es ohne Frage in der sozialpolitischen Debatte als enormer zivilisatorischer Fortschritt gewertet werden, dass der Leistungsrahmen der gesetzlichen Krankenversicherung nicht dem Spiel der Marktkräfte überlassen bleibt, sondern durch parlamentarische Beschlüsse und parlamentarisch legitimierte Gremien festgelegt wird. In dem Maße, wie mit dem Einbruch auf der Einnahmeseite der GKV und dem ›modernen‹ Diskurs um Lohnnebenkosten die Ressourcenfrage wieder in den Mittelpunkt der öffentlichen Gesundheitsdebatte gerückt und das Begriffspaar ›Rationalisierung versus Rationierung‹ fast schon in den alltäglichen Sprachschatz übergegangen ist, geraten nun auch die Instrumente der vom Gesetzgeber eingerichteten Steuerungsinstanzen stärker in Verdacht, dem Ökonomisierungstrend Vorschub zu leisten. Gleichzeitig gewinnt der Ruf »Mehr Geld ins System« bei angeblich ausgereizten oder wenigstens nicht zu hebenden Rationalisierungsreserven an Sympathie, und dies offenbar nicht nur auf der Seite von Industrie und Leistungserbringern, sondern auch in der Politik und in wichtigen Medien. Das bemerkenswerte Nebeneinander des weithin akzeptierten Dogmas der Beitragssatzstabilität und des Setzens auf den Faktor Wirtschaftsförderung durch gesundheitsdienstliche Leistungen (Nefiodow 2000) provoziert natürlich die Frage, wie diese Quadratur des Kreises gelingen kann, ohne Privatisierungstendenzen großzügig zum Durchbruch zu verhelfen. Damit geraten auch die Bemühungen, die Instrumente der Kosten-Nutzen-Analyse bei der Bewertung von Untersuchungs- und Behandlungsverfahren mehr als bisher einzusetzen, unter den Verdacht der Funktionalisierung durch einen schon unabwendbar geglaubten Rationierungsdruck. Auf der anderen Seite argumentiert die Industrie, der Bundesausschuss sei eine Innovationsbremse par excellence, da die »undurchsichtige und langwierige Bewertung medizinischer Verfahren durch die Bundesausschüsse« den medizinischen Fortschritt gefährde. Innovationen aber müssten »so schnell wie möglich zur Verfügung« gestellt werden (Gröhl 2001).

Es ist dringend erforderlich, so die These, die Methodendebatte der Bewertung von Untersuchungs- und Behandlungsverfahren nicht von Beginn an mit der Politikdebatte zu vermengen. Selbst wenn es stimmen würde, dass der Bundesausschuss zunehmend unter dem Diktat der Kostenneutralität leidet, spricht das nicht gegen die Institution per se. Und wer sagt denn, dass tatsächlich alle Rationalisierungspotenziale bereits ausgeschöpft oder angesichts der Verkrustung der Strukturen und abgesteckter Claims nicht zu heben sind?

Grundfragen der Weiterentwicklung des Leistungskatalogs

Nachfolgend wird der Versuch unternommen, die Frage der Leistungsdefinition und -steuerung aus der Perspektive der Bundesausschüsse zu beleuchten. Die These lautet: Im Rahmen der Unübersichtlichkeit der gesundheitspolitischen Debatten wird allzu leicht die Notwendigkeit dezidierter Steuerung durch evidenzbasierte Beschlüsse zum Leistungsrahmen verkannt. Zur Unübersichtlichkeit der Landschaft trägt dabei inzwischen ohne Frage auch die Politisierung des Ansatzes der Evidenzbasierten Medizin (EbM) bei. Für Außenstehende ist schwer zu unterscheiden, ob auf der Ebene des Bundesausschusses mit EbM argumentiert wird,
   um über die Ausgrenzung neuer Leistungen die Einkommen in der vertragsärztlichen Versorgung zu sichern (dies kann der Kassenärztlichen Bundesvereinigung leicht unterstellt werden)
- und gleichzeitig die Spielräume für Angebote so genannter Individueller Gesundheitsleistungen (IGEL) zu erweitern (hierauf wirken eine Reihe von ärztlichen Standespolitikern und private Versicherer hin)
- oder Versicherte wie das Versicherungssystem vor problematischen Leistungsausweitungen zu schützen, die vorrangig der Befriedigung von Partikularinteressen dienen (dies entspricht am ehesten auch dem Ansatz der evidenzbasierten Methodenbewertung, auf jeden Fall den

Anforderungen des SGB V und der objektiven Interessenlage der Krankenkassen, die vom Gesetzgeber aufgerufen sind, die Beiträge ihrer Versicherten im Optimum von Qualität und Wirtschaftlichkeit zu verwalten).

Health Technology Assessment als internationaler Steuerungsansatz

In allen Gesundheitssystemen unterschiedlicher ordnungspolitischer Prägung spielt die Bewertung von Untersuchungs- und Behandlungsverfahren eine wachsende Rolle: ob es um die grundsätzliche Frage der Wirksamkeit und Unbedenklichkeit geht oder um die spezifischere Frage nach der Aufnahme neuer Leistungen in den jeweils gültigen Leistungskatalog des Versorgungssystems. Die Instrumente von Health Technology Assessment (HTA) werden nun in allen Ländern mit einem sehr ähnlichen Argumentationsraster in Zweifel gezogen:

– Ärzte zeigen sich besorgt über den Eingriff in ihre professionstheoretisch begründete Autonomie,

– organisierte Patientengruppen fürchten um die Verzögerung bei der Einführung neuer Medikamente und Technologien aus reinen Kostengründen,

– die Industrie klagt über zu hohe Entwicklungskosten und zunehmende Unkalkulierbarkeit des Return on Investment,

– und Politik fährt allerorten einen Schaukelkurs zwischen den Zielvorgaben Qualitätssicherung und Kostendämpfung einerseits und Wirtschaftsförderung und Vermeidung von Patientenprotesten andererseits.

Die hier nur grob skizzierten Interessenfronten finden ihren Niederschlag wie ihre Verstärkung durch die Medien, welche einerseits zwar der Leitidee ›Schutz der Patienten vor ungesicherten und gefährlichen Verfahren‹ folgen, andererseits aber eine Schlüsselrolle für den ungefilterten Transport des Fortschritts-Motivs spielen. Eine persönliche und nicht empirisch gesicherte Einschätzung der entsprechenden Gewichtungen in den Medien lautet: die Berichterstattung über Fortschritte in der Medizin überstrahlt alle skeptischen Berichte, die Nutzen-Risiko-Bilanzen beinhalten; das Prinzip Hoffnung schlägt das Prinzip kritische Reflexion. Die Frage nach dem Grenznutzen reklamierter Innovationen führt in den Medien ein Kümmerdasein in zuschauerschwachen Rahmenprogrammen oder wenig gelesenen Fachsparten. Jede einzelne Berichterstattung über einen angeblichen neuen Krebstest oder ein neues Alzheimermedikament kann immer mit mehr Aufmerksamkeit und mit mehr Vertrauen rechnen als komplexe Darlegungen der Grenzen von Untersuchungs- und Behandlungsverfahren – ganz zu schweigen von der grundsätzlichen Erörterung der Limitierung medizinischer Ansätze zur Verbesserung der Gesundheitslage der Bevölkerung. Diese Einschätzung steht nach Meinung des Autors bezeichnenderweise nicht im Widerspruch zu der gewachsenen Skepsis gegenüber der ärztlichen Profession.

Eingebettet in diese Wahrnehmungsmuster und Interessenfelder hat eine Institution wie der Bundesausschuss der Ärzte und Krankenkassen einen schweren Stand. Die Bundesausschüsse, so § 92 SGB V, »beschließen die zur Sicherung der ärztlichen Versorgung erforderlichen Richtlinien über die Gewähr für eine ausreichende, zweckmäßige und wirtschaftliche Versorgung der Versicherten«. Der Ausschuss der Ärzte und Krankenkassen besteht momentan aus folgenden Arbeitsausschüssen: Prävention, Familienplanung, Ärztliche Behandlung, Psychotherapie, Arzneimittel-Richtlinien, Heil- und Hilfsmittel/Häusliche Krankenpflege/ Rehabilitation/Arbeitsunfähigkeit, Unterausschuss Heilmittel-Richtlinien, Unterausschuss Häusliche Krankenpflege, Unterausschuss Rehabilitations-Richtlinien, Qualitätsbeurteilung, Bedarfsplanungs-Richtlinien und Soziotherapie.

Institutionen der Bewertung von Untersuchungs- und Behandlungsverfahren existieren in vielen Gesundheitssystemen (s. ausführlicher in Jung et al. 2000). Einige Beispiele: Die Health Care and Financing Administration (HCFA) entscheidet über die Einführung von Innovationen für die größten öffentlichen Versicherungen Medicare und Medicaid in den USA. In der Schweiz werden neue Methoden, insbesondere der High-Tech-Medizin vor einer Entscheidung über die Kassenzulassung einer Expertenkommission, der eidgenössischen Leistungskommission, vorgelegt, die ganz ähnlich wie der Bundesausschuss nach evidenzbasierter Überprüfung Empfehlungen für das Eidgenössische Department des Innern abgibt. In Großbritannien hat die Labour-Regierung mit der Einrichtung des National Institute for Clinical Excellence entschieden, von zentraler Stelle aus Empfehlungen mit hohem Verbindlichkeitsgrad für ein rationelleres Leistungsangebot und eine wirtschaftlichere Leistungserbringung zu schaffen. In den Niederlanden befindet der Ziekenfondsraad vor Einführung neuer Leistungen über deren Evidenzbasierung. Man kann vereinfachend sagen: HTA-Verfahren werden zunehmend in die Systematik der Leistungsstrukturierung entwickelter Gesundheitssysteme eingezogen.

Zur Weiterentwicklung der Bundesausschüsse

Die bisherige Konzeption der Bundesausschüsse war defizitär. Der Gesetzgeber hat mit dem Gesundheitsreformgesetz von 2000 den Ansatz

»Bundesausschuss« auf ein breiteres Fundament gestellt. Fortan wird im neuen Krankenhausausschuss (§ 137c SGB V) erstmals auch über die Leistungspflicht der Krankenkassen im stationären Bereich entschieden. Damit ist – zumindest prinzipiell – die Lücke geschlossen worden, dass für den stationären Bereich andere Maßstäbe gelten als für die vertragsärztliche Versorgung. Es wird sich rasch zeigen, wie durchsetzungsfähig dieses Gremium ist, wenn es beispielsweise um die Einführung von Hochkosten-Diagnostik im Bereich bildgebender Verfahren geht oder um die Frage des Robotereinsatzes in der Chirurgie. Arnold und Strehl (2000) bezweifeln gar, ob dieser neue Ausschuss angesichts der DRG-Einführung seine Funktion überhaupt sinnhaft wahrnehmen kann. Unstrittig ist aber, dass sich gerade für High-Tech-Verfahren die ausgefeilte Methodik der Evidene Based Medicine sehr gut eignet. Die zweite Erweiterung betrifft den so genannten Koordinierungsausschuss (§ 137 e SGB V), dessen eine Hauptaufgabe es sein wird, jeweils für eine bestimmte Anzahl von Erkrankungen Felder von Über-, Unter- und Fehlversorgung zu definieren, Kriterien für eine leitliniengestützte Versorgung zu entwickeln und diese Erkenntnisse in das Leistungsrecht zu übersetzen. Damit ist ein qualitativ neues Element der Bewertung in das SGB V eingeführt worden: hier geht es nicht mehr um Ja/Nein-Entscheidungen, sondern um eine vor allem auf dem Boden evidenzbasierter Leitlinien zu treffende Bewertung, welche Behandlungsansätze zurückgefahren werden müssen und wo umgekehrt Bereiche der Unterversorgung bestehen, die zu beseitigen sind: es könnte so etwas wie der Einsatz des Prinzips der kommunizierenden Röhren in der GKV entstehen. Hier ist absehbar, dass es einen gediegenen Expertenstreit um eine rechtssichere Definition von Über-, Unter- und Fehlversorgung und harte Auseinandersetzungen um die ökonomischen wie inhaltlichen Konsequenzen der Umsteuerung geben wird.

Die Praxis des Bundesausschusses: Der BUB-Ausschuss

Nachfolgend wird für den Bereich des Arbeitsauschusses Ärztliche Behandlung (BUB-Ausschuss) aufgelistet, von welchen Themen die Arbeit in der letzten Zeit geprägt war:

Beratungsthemen im Arbeitsausschuss Ärztliche Behandlung und zugehörige Beschlüsse des Bundesausschusses der Ärzte und Krankenkassen seit 1997 – Stand September 2001

1. Colonhydrotherapie	abgelehnt
2. Extrakorporale Stoßwellentherapie	abgelehnt
3. Pulsierende Signaltherapie	abgelehnt
4. Niedrigdosierter, gepulster Ultraschall	abgelehnt

5. LDL-Richtlinie	2 mal überarbeitet
6. Viruslastbestimmung bei HIV Infizierten	eingeführt
7. Richtlinie zur Methadonsubstitution	überarbeitet
8. Neurotopische Therapie nach Desnizza	abgelehnt
9. Osteodensitometrie	teilbestätigt (tertiäre Prävention)
10. ambulante Balneophototherapie	abgelehnt
11. Autologe Chondrozytenimplantation	abgelehnt
12. Hyperbare Sauerstofftherapie	abgelehnt
13. Uterus-Ballon-Therapie	abgelehnt
14. Photodynamische Therapie	eingeführt
15. Akupunktur	abgelehnt; Zulassung nur im Rahmen eines dreijährigen Modellversuchs in bestimmten Bereichen chronischer Schmerzen
16. Ultraviolettbehandlung des Blutes	abgelehnt
17. Hämatogene Oxidationstherapie	abgelehnt
18. CO_2-Insufflation (Quellgasbehandlung)	abgelehnt
19. Oxyvenierungstherapie nach Regelsberger	abgelehnt
20. Ozontherapie	abgelehnt
21. Sauerstoffmehrschritttherapie nach Prof. von Ardenne	abgelehnt
22. Selektive UVA-1-Bestrahlung	abgelehnt
23. Positronen-Emissionstomographie (PET)	Beschluss steht aus
24. Magnetresonanztomographie der Mamma (MRM)	indikationsbezogen eingeführt
25. Diagnostik und Therapie der Schlafapnoe (Polysomnographie)	Beschluss steht aus
26. Behandlung mit ionisiertem Sauerstoff	abgelehnt
27. Klassische Homöopathische Erstanamnese	Beratungen noch nicht aufgenommen

Wenn man sich die Themenliste ansieht, fällt auf, dass der Arbeitsausschuss entgegen manchen Befürchtungen oder Erwartungen in keiner Weise in alle bedeutenden Felder der vertragsärztlichen Versorgung hineingewirkt hat. Die Realität bleibt hinter den Ansprüchen und rechtlichen Möglichkeiten weit zurück – dies ist auch der deutlich eingeschränkten Infrastruktur des Bundesausschusses geschuldet. Für die von der Kassen- und der Ärzteseite bisher aufgerufenen Beratungsthemen lassen sich nach persönlicher Einschätzung des Autors verschiedene, zum Teil ineinander greifende Motive benennen:

1. Es erscheint erforderlich, so genannte unkonventionelle Untersuchungs- und Behandlungsverfahren definitiv zu bewerten, wenn in nennenswertem Umfang von Ärzten und/oder Versicherten eine Leistungsverpflichtung der Gesetzlichen Krankenversicherung geltend gemacht wird. Prototypen dieser Kategorie waren zuletzt die Sauerstoff- und Ozonierungsverfahren, die in unterschiedlichsten

Varianten von den Verfechtern dieser Ansätze als in sich schlüssiges Regenerierungs- und Heilungsverfahren für eine Vielzahl, in der Regel sogar die überwiegende Mehrheit der chronischer Erkrankungen betrachtet werden. Bislang konnte für keines dieser Verfahren ein auch nur annähernd überzeugender Wirksamkeits- und Nutzennachweis erbracht werden. Eine weiterführende Frage ist, ob der Ausschluss derartiger »Allheilmittel« aus dem Leistungskatalog der GKV tatsächlich für mehr Rationalität und Konsistenz der vertragsärztlichen Behandlung sorgt, oder ob die eliminierten Ansätze in nahezu beliebiger Form ersetzt werden, weil das dahinter stehende Problem, z.B. die Suche nach Lösungen in schwierigen Situationen, in denen die so genannte Schulmedizin tatsächlich oder vermeintlich »nicht mehr helfen kann«, damit nicht beseitigt wird. Für Ärzte wie Krankenkassen gibt es aber prinzipiell keine Alternative dazu, Verfahren, für die es keine Nachweise für Wirksamkeit, Notwendigkeit und Wirtschaftlichkeit gibt, aus dem Leistungskatalog herauszuhalten. Der Zweck des Aufrufens derartiger Themen ist letztlich das Hinwirken auf einen einheitlichen, wissenschaftlich fundierten Kanon an Untersuchungs- und Behandlungsmethoden.

2. Aufwändige neue Verfahren erscheinen am Horizont der Versorgung und eine möglichst rasche Themenbefassung erscheint erforderlich, um eine Diffusion der Methode ohne adäquate Bewertung zu verhindern. Ein Prototyp ist die Autologe Chondrozytenimplantation, ein High-Tech-Verfahren der extracorporalen Vervielfältigung von Knorpelzell-Material aus körpereigenem Gewebe mit der Absicht, unfallbedingte und potenziell auch degenerative Knorpelschäden an den Gelenken durch Transplantation des gezüchteten Knorpels zu behandeln. Es gibt bei allen Unterschieden (hier handelt es sich um ein hochspezialisiertes operatives und labortechnisches Verfahren) eine Parallele zu den unkonventionellen Behandlungsverfahren: das neue Verfahren argumentiert mit einem auf den ersten Blick plausiblen, sich scheinbar selbst erklärenden Prinzip. Es ist die Aufgabe von HTA-Verfahren, hinter die Kulissen solcher Plausibilitäten zu sehen und zu fragen, ob es klinisch relevante Behandlungsergebnisse gibt und ob diese den bestehenden Verfahren mindestens ebenbürtig, wenn nicht überlegen sind. Der Zweck des Aufrufens derartiger Themen ist auch hier zum einen, die Linie der Rationalität durchzuhalten, darüber hinaus aber auch den Investoren potenziell innovativer Verfahren deutlich zu machen, welchen Qualitätsanforderungen sie standhalten müssen, um mit Aussicht auf Erfolg in einem nachfolgenden Bewertungsverfahren zu bestehen.

3. Neue Untersuchungs- und Behandlungsverfahren machen geltend, dramatische Krankheitsverläufe im Gegensatz zur bisherigen Standardtherapie günstig beeinflussen zu können; oder neue Untersuchungsverfahren versprechen, für die Steuerung einer Erkrankung grundsätzlich neue Aspekte liefern zu können. Im ersten Fall (Typ Photodynamische Therapie bei bestimmten Formen der Maculadegeneration des Auges, die häufig zu rascher Erblindung führt) und im zweiten Fall (Typ Viruslastbestimmung bei HIV-Infizierten) erfordern primär die ethische Verantwortung und die Glaubwürdigkeit der Bewertungssystematik des Bundesausschusses eine rasche Befassung. Dabei sollte man nicht unterschätzen, dass der tatsächliche oder angenommene Druck durch die Außenbetrachter des Bundesausschusses (Medien, Patientenverbände, interessierte Fachverbände) einen Einfluss auf die Prioritätenliste der Arbeitsausschüsse hat – teils auch unabhängig von dem jeweils anzunehmenden Stand der wissenschaftlichen Evidenz. In jedem Fall aber dient hier das Aufrufen der Themen der Aktualisierung des Leistungskatalogs der GKV mittels rascher Einführung echter Innovationen.

Grundmuster der Relevanz von Bewertungsverfahren

Die Themenliste soll noch einmal exemplarisch unter den Leitkriterien Wirksamkeit, Notwendigkeit und Wirtschaftlichkeit betrachtet werden.
1. So genannte unkonventionelle Untersuchungs- und Behandlungsverfahren sind im Gegensatz zu früheren Argumenten der Befürworter sehr wohl mit den Mitteln der klassischen Wirkungs- und Nutzenforschung zu untersuchen. Bahnbrechende Fortschritte sind bei keinem dieser Verfahren bisher nachweisbar gewesen. Wenn derartige Verfahren nachgefragt werden sollten, weil sie Defizite in der so genannten Schulmedizin markieren (z.B. unzureichende Gesprächsleistungen oder fehlende Stützung bei schweren Krankheitsverläufen), dann stellt sich vielleicht weniger die Frage der GKV-Finanzierung solcher Verfahren als die Frage der Verbesserung der bisherigen Behandlungsansätze. In jedem Fall werden auch bei Bestätigung dieser Annahme GKV-relevante Evidenznachweise (z.B. zur psychosozialen Begleitung bei chronischen Erkrankungen) erforderlich bleiben; und sie sind auch methodisch weder Hexerei noch eine unzumutbare Auflage einer herzlosen naturwissenschaftlich-reduktionistischen Medizin, wie gelegentlich vermutet wird. Man muss freilich diesen Weg konsequent gehen und für die notwendige Forschung und Evaluationsfinanzierung sorgen. Dies ist ein Schwachpunkt der bisherigen evidenzbasierten

Medizin: die Mittel für komplexe Forschungsfragen in der Versorgung fließen nur spärlich, während ausgestanzte technische Verfahren und Arzneimittelstudien unter ungleich geringerem Finanzierungsdruck stehen. Die Grundfrage (Wirksamkeit/Notwendigkeit/Wirtschaftlichkeit) dürfte für die so genannten unkonventionellen Verfahren auch bei Verbreiterung der Bewertungshorizonte schmerzhaft bleiben; es spricht jedenfalls nichts dafür, dass die oftmals hohen Erwartungen in derartige Verfahren bezogen auf nachweisbare Gesundheitseffekte eine grundsätzlich andere, eben »alternative« Medizin hervorbringen könnten und müssten.

2. Die heftige Debatte um die Knochendichtemessung (ODM) hat vor allem gezeigt, dass es an einer ausreichenden Tradition fehlt, sich über die Prinzipien und die Sinnhaftigkeit von Screening- und Diagnoseverfahren zu verständigen. Nachdem der Bundesausschuss den Einsatz der ODM auf die Tertiärprävention eingegrenzt hatte (da der Nachweis der Steuerungsmöglichkeit von Behandlungspfaden bei vorliegenden LWK-Frakturen durch Studien belegt werden konnte, während Messwerte der Knochendichte nach bisheriger Studienlage keine prognostische Aussagekraft vor aufgetretenen Frakturen haben), wurde eine heftige Polemik unter dem Motto begonnen, man müsse sich wohl erst die Knochen brechen, ehe man als GKV-Versicherter die ODM bezahlt bekomme. Dieses Beispiel steht nur stellvertretend für viele andere Untersuchungsverfahren, die eingesetzt werden, weil es sie gibt, nicht weil sie für Klarheit sorgen und die Prognose einer Erkrankung verbessern. Bezüglich der Bewertungskriterien des SGB V könnte griffig formuliert werden: folgenlose oder verwirrende Diagnostik kann schlechterdings nicht Bestandteil des GKV-Leistungskatalogs sein. Dass wir weit davon entfernt sind, für alle verwendeten Untersuchungsverfahren gute Studienergebnisse vorweisen zu können, kann kein Grund für die Erweiterung eines fragwürdigen Untersuchungskatalogs sein.

3. Die positive Bewertung der photodynamischen Therapie bei bestimmten Formen drohender Erblindung (so genannte feuchte Maculadegeneration) ist ein Beleg dafür, dass der Bundesausschuss in der Lage ist, auf therapeutische Innovationen in kurzer Zeit zu reagieren und damit zu verhindern, dass echte Neuerungen in eine unzumutbare Warteschleife kommen. Der Bundesausschuss hat in diesem Fall auch gutes Augenmaß bewiesen, weil das Anforderungsniveau in der Bewertung der Studienlage dem Schweregrad des Problems (drohende Erblindung) adäquat bestimmt wurde – natürlich gibt es noch keine Langzeitergebnisse, trotzdem wurde ein erfolgversprechendes Verfahren positiv bewertet. Der an eine Regelung zur Qualitätssicherung

gebundene Beschluss ist auch aus einer zweiten Perspektive proto-typisch: es fragt sich nämlich, ob die Augenfachärzte im vertragsärzt-lichen Bereich dafür stehen, eine unsinnige Indikationsausweitung des Beschlusses tatsächlich zu verhindern und ob die vorgesehenen Qualitätskontrollen greifen. Dieses Beispiel zeigt noch etwas weiteres: eine nachhaltige Bewertungspraxis von Behandlungsmethoden muss immer à jour bleiben: ob sich frühzeitig eingeführte Verfahren langfris-tig bewähren ist ebenso ungewiss wie die Frage, ob ausgeschlossene Verfahren nicht durch nachfolgende, hochwertigen Studien später auf der Seite der GKV-Leistungen auftauchen. Anders formuliert: der per-manente Wandel an diagnostischen und therapeutischen Erfahrungen erfordert geradezu ein »Wiedervorlageverfahren« von HTA-Berichten.

Der Streit um die Evidenzbasierte Medizin

Nachdem EbM lange Zeit in Deutschland ein Fremdwort war, sind die Grenzen von EbM in den letzten Jahren immer wieder thematisiert wor-den. Verfechter von EbM haben umgekehrt reklamiert, dass die Investi-tionen in die erforderliche Infrastruktur unzureichend sind und insofern der Output an relevanten Studien und Reports logischerweise begrenzt bleiben musste. Es besteht zunehmend Einigkeit, dass die Evidenzbasie-rung der medizinischen Versorgung auf solidere Füße gestellt werden muss. Es gilt insbesondere, folgende Probleme zu lösen (detaillierter s. Abholz und Schmacke 2000):

– Belastbare Evidenz liegt je nach geforderten Härtegraden nach kom-petenten Schätzungen nur für etwa 45 Prozent der gängigen Untersu-chungs- und Behandlungsverfahren vor (Field und Lohr 1992). Daraus kann schlechterdings nicht gefolgert werden, dass über die Hälfte der medizinischen Interventionen einzustellen sind.

– Bisherige HTA-Verfahren focussieren stark isolierte Untersuchungs-und Behandlungsmethoden. Komplexe Versorgungsaufgaben stehen in der Regel nicht auf der Tagesordnung.

– Die Systematik der bisherigen HTA-Verfahren entspringt vor allem industriegetriebenen Anliegen im Bereich der Arzneimittelzulassung und Großgeräteherstellung. Die Industrie hat umgekehrt kaum Inter-esse an der Klärung relevanter Versorgungsfragen; andere Finanzie-rungsquellen sind rar.

– Die primärärztliche Versorgung ist bislang kaum Gegenstand sys-tematischer Untersuchungen. Entwicklungsbedarf wird entsprechend gerade von der Allgemeinmedizin an den Universitäten reklamiert (Fischer und Niederstadt 1999).

– EbM muss mehr als bisher berücksichtigen, dass Medizin jenseits harter Outcome-Kriterien eine kulturelle Ebene beinhaltet: nämlich den Umgang mit Krankheit grundsätzlich. Insofern besteht die Notwendigkeit, besser als bisher diesen Aspekt der Zuwendung und Betreuung systematisch zu erfassen: er ist kein Nebenaspekt des »Eigentlichen«, sondern integraler Bestandteil jedweder humaner Medizin (hierauf hat auch der Sachverständigenrat in seinem Gutachten 2001 dezidiert hingewiesen).

– Defizitär ist vor allem die Berücksichtigung der Qualität der Arzt-Patient-Beziehung für den Outcome der Medizin. Hier muss das gängige Instrumentarium von EbM um vorhandene (notabene!) Methoden der Sozialforschung ergänzt werden. Dass Fragen der Versorgungsqualität insbesondere bei langdauernden Erkrankungen ungleich schwerer zu bearbeiten sind als Ein-Punkt-Verfahren, ist kein Argument gegen EbM, sondern ein Grund für die Optimierung der Methodologie.

– In der Methodologie der Evidenzfindung kommt die Interpretation der Berichte über erlebte Krankheit klassisch viel zu kurz: die vor allem auf der Grounded Theory von Strauss und Glaser basierende Methode der narrativen Interviews ist in der klassischen Evaluationsforschung weithin unberücksichtigt geblieben. (Greenhalgh und Hurwitz 1998)

– Völlig unterbelichtet ist auch das Thema »Placebo« in der versorgungsorientierten EbM. Wir haben uns daran gewöhnt, Placebo entweder als frommen Betrug misszuverstehen oder rein technisch als notwendige Kategorie in vergleichenden Kontrollen v.a. in Arzneimittelstudien. Dass Placebo-Effekte aber der Medizin zugehörig sind und insofern nicht diskriminiert, sondern beforscht gehören, ist bislang einer Insider-Debatte vorbehalten, die über keine Erdung in den Bereich der Gesundheitsforschung hinein verfügt.

Um noch einmal den Punkt der unzureichenden Abbildung der primärärztlichen Versorgung im Geschehen des Bundesausschusses (und generell der bisherigen HTA-Praxis) herauszugreifen: Hier spiegelt sich auch wieder, wie gering der Stellenwert der Wissenschaft der Allgemeinmedizin in der hiesigen universitären Landschaft und wie wenig empirisch unterfüttert entsprechend die darauf aufsetzende gesundheitspolitische Diskussion ist. Offenbar sind viele maßgebliche Akteure so sehr auf die Facharztmedizin und den Fortschrittsdiskurs orientiert, dass sie nicht begreifen, wie wichtig eine adäquate Weiterentwicklung eines hausärztlichen und damit v.a. allgemeinmedizinisch orientierten Versorgungsansatzes (s. Marzi und Abholz 1999) ist. Der Allgemeinmediziner ist in der bösesten Wahrnehmungsvariante für manche Leute offenbar gar kein richtiger Facharzt, sondern ein Universaldilettant. Solche Fehlwahrnehmungen korrespondieren ideal mit der stiefmütterlichen Behandlung der primärärztlichen Versorgung im Ansatz der medizinischen Fakultäten. Diese Summe der Schwachpunkte bisheriger Bewertungsverfahren und -erfahrungen sollte die Entschlossenheit fördern, mehr Mittel in eine versorgungsadäquate HTA-Entwicklung zu investieren. Auf keinen Fall sollte die Mängelliste aber Grund oder Vorwand dafür sein, zum Prinzip des »anything goes« zurückzukehren und die Fortentwicklung der medizinischen Versorgung allein auf die jeweilige ärztliche Erfahrung und schon gar nicht auf die marktgetriebene Durchsetzungsfähigkeit von neuen Verfahren zu stützen. Insbesondere der Aspekt des Patientenschutzes erfordert, an die Stelle der Frage nach der Plausibilität medizinischer Untersuchungs- und Behandlungsverfahren die Frage nach dem Nachweis von Wirksamkeit, Nutzen, Relevanz und Wirtschaftlichkeit zu stellen.

Der Vorwurf der Politisierung der Bewertungsverfahren

Man wird nicht grundsätzlich in Abrede stellen können, dass Beschlüsse der Bundesausschüsse wegen der Budgetierung der Leistungen und der nur gering wachsenden Gesamtausgaben größere Brisanz erhalten als in Zeiten scheinbar unbegrenzter Ressourcen. Und es kann auch nicht von vornherein als entlarvend bezeichnet werden, wenn jemand auf die Politisierungsversuche einzelner Beschlüsse hinweist: wer glaubt denn im Ernst, dass bei der Verteilung von ca. 260 Mrd. DM pro Jahr politische Einflussnahme auf Bewertungsprozesse zu vermeiden sind? Die entscheidende Frage ist: sind Beschlüsse des Bundesausschusses transparent, nachvollziehbar und halten sie der Sozialgerichtsbarkeit stand? Dann sollten wir froh sein, eine derartige demokratisch legitimierte Institution zu haben, die für mehr Rationalität in der Ressourcensteuerung sorgt. Wenn es dann noch gelingt, die Relevanz der Beratungsthemen dem Alltag der Versorgung besser anzupassen, können die GKV-Versicherten beruhigt sein, dass es eine Einrichtung wie die Bundesausschüsse gibt, die dem Kräfteparallelogramm der Interessen zwar nie entfliehen kann, aber sich stets auf wissenschaftliche Methoden berufen kann, die gleichermaßen dem Nachweis der Qualität wie der Wirtschaftlichkeit der Leistungserbringung verpflichtet sind. Die Regelung des deutschen Gesetzgebers, diese schwierige Aufgabe in die Hände der Selbstverwaltung zu legen, ist bei Abwägung alternativer Modelle sicher nicht die schlechteste Lösung für die Gestaltung eines modernen Leistungskatalogs.

Korrespondenzadresse:
Norbert Schmacke
Friedenstraße 18
40219 Düsseldorf
e-mail: norbert.schmacke@t-online.de

Literatur

Abholz, H.-H.: Probleme des Transfers medizinischen Fortschritts in das System der
    Gesetzlichen Krankenversicherung (GKV). In: Schmacke N (Hrsg.) Gesundheit
    und Demokratie. Von der Utopie der sozialen Medizin. VAS Frankfurt a. M. 1999;
    49-57
Abholz, H.-H., Schmacke N.: Ist mehr Rationalität mittels ‚bestvorliegender Evidenz‹
    ausreichend für die Gestaltung der vertragsärztlichen Versorgung? Arbeit und
    Sozialpolitik Heft 5/6 2000, 10-15
Arnold, M., Strehl, R.: Wie kommen Innovationen ins DRG-System? (Die Steuerungs-
    funktion der Bundesausschüsse). In: Arnold M, Litsch M, Schellschmidt H. Kran-
    kenhaus-Report 2000. Schattauer, Stuttgart 2001: 159-171
Deppe, H. U.: Zur sozialen Anatomie des Gesundheitssystems. Neoliberalismus und
    Gesundheitspolitik in Deutschland. VAS, Frankfurt a. M. 2000
Field, M. J., Lohr, K. N. (Hg.): Institute of Medicine: Guidelines for clinical practice: from
    development to use. National Academy Press, Washington DC, 1992
Fischer, G., Niederstadt, C.: Grundlagenforschung in der Medizin. Das Konzept ist er-
    weiterungsbedürftig. Deutsches Ärzteblatt 96; 1999: 1192-1195
Greenhalgh, T., Hurwitz, B. (eds.): Narrative Based Medicine. Dialogue and discourse
    in clinical practice. BMJ Books, London 1998
Gröhl, C.: Rede auf der BVMed-Mitgliederversammlung am 25. April 2001 in Königs-
    winter (Bundesverband der Medizintechnologie e. V.). www.bvmed.de/text/rede
    groehl2.htm)
Jung, K., Gawlik, C., Gibis, B. N., Pötsch, R., Rheinberger, P., Schmacke, N., Schneider,
    G.: Bundesausschuss der Ärzte und Krankenkassen: Ansprüche der Versicherten
    präzisieren. Deutsches Ärzteblatt 97; 2000: A 365-30
Marzi, C., Abholz, H.-H.: Hinweise für die Überlegenheit eines Primärarztsystems.
    Zeitschrift für Allgemeinmedizin 75; 1999: 736-743
Nefiodow, L. A.: Der sechste Kondratieff. Wege zur Produktivität und Vollbeschäftigung
    im Zeitalter der Information. Rhein-Sieg Verlag, Sankt Augustin, 2000 (4. Aufl.)
Rosenbrock, R.: Gesundheitspolitik. P 98-205 Wissenschaftszentrum Berlin, 1998
Schmacke, N.: Stimmen die Schwerpunkte in der Gesundheitsversorgung? Indizieren
    und Begrenzen von Leistungen als Qualitätsmerkmal. Arbeit und Sozialpolitik
    Heft 5/6 2000, 16-34
Schmacke, N.: Nutzen – Medizinische Notwendigkeit – Wirtschaftlichkeit. Kann Public
    Health den Versorgungsauftrag der gesetzlichen Krankenversicherung präzisieren.
    Arbeit und Sozialpolitik Heft 3/4 2001, 10-18
Sachverständigenrat für die Konzertierte Aktion im Gesundheitswesen: Bedarfsgerech-
    tigkeit und Wirtschaftlichkeit, Gutachten 2000/ 2001, Band II Qualitätsentwicklung
    in Medizin und Pflege
Ubel, P. A.: Pricing Life. Why it's Time for Health Care Rationing. The MIT Press Cam-
    bridge, Massachusetts, 2000

Claudia Kilbinger und Hendrik van den Bussche

Primärarztsystem in Frankreich

Diskussion und erster Umsetzungsversuch nach der
Gesundheitsreform von 1996

1. Einleitung

In Deutschland wurde 1989 vom Sachverständigenrat für die Konzertierte Aktion im Gesundheitswesen ein Primärarztsystem vorgeschlagen
(Sachverständigenrat 1989). Ein Primärarztsystem ist dadurch gekennzeichnet, dass alle Versicherten bei einem Primärarzt – in der Regel auch
als Hausarzt bezeichnet – eingeschrieben sind. Der Besuch eines Gebiets-
arztes ist in diesem System nur nach Überweisung durch den Primärarzt
möglich. Diese Form der Zugangsregelung, im Englischen als »gate-
keeping« bezeichnet, wird beispielsweise in den Niederlanden, in Däne-
mark oder in Großbritannien praktiziert (zur Beschreibung der Primärarztsysteme in europäischen Staaten vgl. Zeitschrift für Allgemeinmedizin
1998). Als Argumente für diese Form der Gesundheitsversorgung werden sowohl qualitative wie ökonomische Aspekte hervorgehoben: Das
System würde zu Kostenersparnissen führen, da z.B. weniger unnötige
Doppeluntersuchungen (Beispiel Bildgebung) vorgenommen würden,
wenn ein Primärarzt als Koordinator vorhanden sei. Das Primärarztsystem könne ferner die Qualität der Gesundheitsversorgung positiv beeinflussen, da die Patienten nicht mit einem Übermaß an invasiven Eingriffen
oder Krankenhausaufenthalten belastet würden und die Prävention (wie
z.B. Impfungen) bei kontinuierlicher primärärztlicher Betreuung besser
funktionieren würde (Überblicke über die Vorzüge bei Hermann et al.
2000 sowie bei Marzi/Abholz 1999). Kritiker entgegnen jedoch, dass bei
Vorschaltung des Primärarztes den Patienten möglicherweise der Besuch
beim Gebietsarzt vorenthalten und somit eine frühzeitige Diagnose-
stellung und Therapie durch den »Experten« verzögert würde.

Seit dieser in der Folgezeit heftig umstrittenen Empfehlung des Sach-
verständigenrates wurden in der deutschen Gesundheitspolitik einige
Schritte zur Stärkung der Position des Hausarztes vorgenommen. Das
Gesundheitsstrukturgesetz (GSG) von 1992 gliederte in § 73,1 SGB V
die vertragsärztliche Versorgung in eine haus- und eine gebietsärztliche
Versorgung und umschrieb zum ersten Mal die Funktion des Hausarztes.
Auch die Verlängerung der Weiterbildung zum Allgemeinarzt auf fünf

Jahre sowie das »Initiativprogramm zur Sicherstellung der allgemeinmedizinischen Versorgung«, das die Finanzierung der Weiterbildung
sichern sollte, hatten einen gestärkten Hausarzt zum Ziel. Das Gesundheitsreformgesetz 2000 der rot-grünen Koalition intendierte eine weitere
Aufwertung des Hausarztes, indem es u. a. einen Bonus (z.B. Beitrags-
minderung) für solche Patienten vorsah, die einen Gebietsarzt nur noch
auf Überweisung ihres Hausarztes konsultieren.

Allerdings stößt die Idee der *verbindlichen* Einführung eines Primärarztsystems in Deutschland auf starke Widerstände, da hier die freie
Arztwahl für die Versicherten ein tradiertes hohes Rechtsgut darstellt.
Abgesehen von den mehrheitlich gebietsärztlich dominierten Ärztekammern und Kassenärztlichen Vereinigungen scheinen auch die Krankenkassen wenig geneigt, das primärärztliche Organisationsmodell aufzu-
greifen. Dementsprechend verwundert es nicht, dass spätestens seit dem
Ministerwechsel von Frau Fischer auf Frau Schmidt eine »Beruhigung«
der Diskussion eingetreten zu sein scheint.

Ähnlich wechselhaft und widersprüchlich verläuft die Diskussion in
Frankreich, wo der Zugang zum Gesundheitssystem genauso frei und
ungeregelt verläuft wie in Deutschland. Auch dort gilt die freie Arztwahl
als quasi unantastbar. Allerdings zeigten sich auch in Frankreich in den
vergangenen Jahren Tendenzen, die schwache Allgemeinmedizin aufzu-
werten. Im Jahre 1996 setzte sich die damalige Gesundheitsreform (der
sogenannte Juppé-Plan) zum Ziel, »dem Hausarzt einen zentralen Platz
zurückzugeben« (Ordonnance n° 96-345). In dieser Arbeit soll untersucht werden, wie sich die Funktion des Hausarztes und die Idee des
Gatekeepings in den neunziger Jahren in Frankreich entwickelt haben
und welche Parallelen in der gesundheitspolitischen Debatte über die
Allgemeinmedizin in Frankreich und Deutschland gegeben sind.

2.   *Das Gesundheitssystem und die Situation der Allgemeinmedizin
     in Frankreich*

Das französische Krankenversicherungssystem ist dem deutschen in
wesentlichen Aspekten vergleichbar (vgl. Huteau/Le Bont 1997). Etwa
80 Prozent der Bevölkerung sind in der Caisse nationale d'assurance
maladie des travailleurs salariés (CNAMTS; zu deutsch: Nationale Krankenversicherung der abhängig Beschäftigten) pflichtversichert. Die Beiträge werden anteilmäßig von den Beschäftigten und den Arbeitgebern
bezahlt. Das Budget der nationalen Krankenversicherung betrug 1997
ca. 600 Mrd. FF (180 Mrd. DM). Diese Summe verteilte sich wie folgt
(ebd.: 184):

Tabelle 1:
Budget der nationalen Krankenversicherung in Frankreich nach Sektoren (1997)

Sektor	Budgetsumme
Krankenhauswesen (öffentlich und privat)	291,6 Mrd. FF
Ambulante Versorgung	261,8 Mrd. FF
Medizinisch-sozialer Sektor (Rehabilitation etc.)	46,8 Mrd. FF

Innerhalb des Budgets für die ambulante Versorgung werden die ärztlichen Honorare und die Kosten der Verschreibungen für die Allgemeinärzte und die Spezialisten gesondert ausgewiesen (Arrêté du 28 mars 1997):

Tabelle 2:
Kostenstruktur der allgemeinärztlichen und spezielärztlichen Versorgung (1997)

	Allgemeinärzte	*Spezialisten*
Honorare	36,7 Mrd. FF	49,4 Mrd. FF
Verschreibungen	144,0 Mrd. FF	31,6 Mrd. FF
Gesamt	180,7 Mrd. FF	81,0 Mrd. FF

Die Übersicht macht deutlich, dass französische Allgemeinärzte Verschreibungen um ein Vielfaches ihres eigenen Honorars tätigen. Aus einer Untersuchung am Ende der 80er Jahre geht hervor, dass die Kosten der Verschreibungen der Allgemeinärzte das 3,5-fache ihrer eigenen Honorare betrugen, wovon die Arzneimittelverordnungen mehr als 80 Prozent ausmachten (Mizrahi/Mizrahi 1991). Eine neuere Studie über die Arzneimittelverordnungen im Jahr 1994 ermittelte, dass 90 Prozent aller Kontakte beim Allgemeinarzt mit dem Ausstellen eines Rezeptes enden. Dieses kostet im Durchschnitt 276 FF, d.h. mehr als 80 DM (Le Fur et al. 1998).

Die Abrechnung ambulanter Leistungen erfolgt im Gegensatz zu Deutschland nach dem Kostenerstattungsprinzip (d.h. ein Arztbesuch wird zuerst vom Patienten in bar bezahlt und später von der Krankenkasse erstattet) bei relativ hoher Eigenbeteiligung (30 Prozent für Arztbesuche). Viele Haushalte schließen deshalb eine private Zusatzversicherung ab.

Die Tarife für ärztliche Leistungen werden durch nationale Abkommen (conventions nationales) zwischen den niedergelassenen Ärzten und Kassen jährlich neu festgelegt. Aus der nachfolgenden Übersicht gehen die Tarife einiger ärztlicher Leistungen im Jahr 1999 (gemäß Arrêté du 4 décembre1998) hervor. Die Übersicht zeigt bereits, dass die Spezialisten für vergleichbare Leistungen besser honoriert werden als die Allgemeinärzte.

Tabelle 3: Honorarsätze für verschiedene ärztliche Leistungen 1999

Art der Leistung	Honorar (FF)	Honorar (DM)
Gespräch und Beratung beim Allgemeinarzt (Tarif C)	115 FF	34,50 DM
Gespräch und Beratung beim Gebietsarzt (Tarif CS)	150 FF	45,00 DM
Hausbesuch des Allgemeinarztes (Tarif V)	110 FF	33,00 DM
Hausbesuch des Gebietsarztes (Tarif VS)	135 FF	40,50 DM
Gastroskopie (Tarif K30)	378 FF	114,00 DM
Oberbauchsonographie (Tarif K30)	378 FF	114,00 DM

In den Tarifverhandlungen werden die Ärzte durch Ärztegewerkschaften vertreten. Dies sind Vereinigungen mit freiwilliger Mitgliedschaft. Die größte Ärztegewerkschaft ist die CSMF (Confédération des syndicats médicaux français), die ca. 5 000 Allgemeinärzte und 6 000 Spezialisten, d. h. knapp 10 Prozent der niedergelassenen Ärzte, organisiert. Daneben gibt es u.a. die Gewerkschaft MG-France (Fédération des médecins généralistes de France). Sie ist die einzige Ärztegewerkschaft, die ausschließlich allgemeinmedizinische Interessen vertritt.

Bereits 1989 beschrieb Lachaux (1998) in einer Studie für die französische Regierung die Situation der Allgemeinmedizin als kritisch. Als wichtige Problembereiche nannte er die demographische Entwicklung der niedergelassenen Ärzte und die Einengung des Aktivitätsfeldes der Allgemeinärzte. Das Wachstum der Arztzahlen insgesamt sowie der schnellere Anstieg der Zahl der Spezialisten habe zu einem wachsenden Konkurrenzdruck unter den niedergelassenen Ärzten sowie zur »Plünderung« (Duprez 1991) des Aufgabengebietes der Allgemeinmedizin durch die Spezialisten geführt. Ein Mitglied der Gewerkschaft MG-France beschrieb 1993 die Situation wie folgt: »Nach und nach verlor die Allgemeinmedizin an Substanz, (...) immer mehr Gebiete wurden (dem Allgemeinarzt) faktisch verboten. Es ist z.B. schwierig für einen Allgemeinarzt geworden, Kontrazeptiva zu verschreiben oder eine Akne zu behandeln. Die Allgemeinmediziner haben sich durch die demographische Explosion der Spezialisten komplett belagert gefühlt.« (zit. n. Hassenteufel 1997: 207) Auch finanzielle Schwierigkeiten, ein Absinken des Lebensstandards oder gar ein Gefühl der Verarmung werden von Allgemeinärzten beschrieben. Die Krise mache sich durch mangelnde soziale Anerkennung des Allgemeinarztes bemerkbar, die ihm sowohl von Seiten der spezialisierten Kollegen als auch von Patientenseite aus entgegengebracht wird (Baszanger/Bungener 1995).

Die Zahlen bestätigen das Gefühl der Benachteiligung, das unter den Allgemeinärzten herrscht. Die Daten der CNAMTS zur demographischen Entwicklung der niedergelassenen Ärzte belegen das schnellere

Wachstum der Zahl der Spezialisten. Das Verhältnis der niedergelassenen Allgemeinärzte zu den Spezialisten hat sich von 58 zu 42 Prozent (1983) auf eine Relation von 53 zu 47 Prozent (1997) verschoben. Das Zahlenverhältnis von Hausärzten und Spezialisten beträgt heute ca. 50:50.

Tabelle 4: Zahl der niedergelassenen Ärzte in Frankreich 1983-1997

Jahr	Niedergelassene Allgemeinärzte	Niedergelassene Spezialisten	Gesamtzahl niedergelassene Ärzte
1983	49015	35227	84242
1989	57217	48062	105279
1993	59967	51963	111930
1997	60496	53034	113530

Das durchschnittliche Jahreseinkommen eines Allgemeinarztes (vor Steuern) betrug 1997 337000 FF (ca. 101000 DM), das eines Kardiologen lag bei 547000 FF (ca. 164000 DM) (Roumiguières 1999; vgl. auch Chabrun-Robert 1999). Der Einkommensunterschied beträgt dementsprechend ca. 40 Prozent. Auch die meisten anderen Spezialisten weisen ein höheres durchschnittliches Jahreseinkommen auf als die Allgemeinärzte. Der Unterschied erklärt sich u.a. durch die bessere Bezahlung technischer Leistungen (häufiger vom Spezialisten abgerechnet) sowie durch die höheren Tarife für Gespräch und Beratung beim Spezialisten gegenüber dem Allgemeinarzt.

Neben der demographischen Entwicklung und dem Einkommensunterschied trägt schließlich vor allem die Situation der Aus- und Weiterbildung zur Krise der Allgemeinmedizin bei. Die Geringschätzung des französischen Allgemeinarztes liegt wesentlich im Zugangsmodus zur Weiterbildung begründet: Nach dem sechsjährigen Medizinstudium und einer Abschlußprüfung an der Universität müssen die Studierenden noch an einem nationalen Wettbewerb um die Weiterbildungsplätze in den Spezialgebieten teilnehmen (concours de l'internat). Wer in diesem Examen durchfällt oder gar nicht erst teilnimmt, kann nur Allgemeinarzt werden. Dessen Ansehen wird durch dieses Verfahren verständlicherweise stark geschmälert. Überdies ist die Weiterbildung zum Allgemeinarzt auch kürzer (zweieinhalb Jahre) als die zu den Spezialgebieten (vier bis fünf Jahre).

Seit vielen Jahren gibt es Forderungen nach Veränderungen. Die Abschaffung des concours de l'internat, eine Verlängerung der Weiterbildungsdauer und mehr Praxisbezug in der Weiterbildung sowie eine festere Verankerung der Allgemeinmedizin an der Universität sind immer wieder aufgeworfene Diskussionsthemen (exemplarisch: Gay 1997;

Mattéi et al. 1997). Darüber hinaus sind – vorwiegend aus den Reihen der Hausärztegewerkschaft MG-France – Forderungen nach einer gesonderten Honorierung für typisch allgemeinmedizinische Leistungen (z.B. eine Pauschalvergütung für die kontinuierliche Betreuung eines Patienten und das Führen seiner Krankenakte), nach gleicher Bezahlung von Spezialisten und Allgemeinärzten für Gespräch und Beratung sowie nach einer Begrenzung des Zugangs zum Spezialisten zu hören (vgl. z.B. Hassenteufel 1997: 206ff.).

3. Die Diskussion über eine Zugangsbegrenzung zum Spezialisten vor der Gesundheitsreform von 1996

Die Befürwortung eines Primärarztsystems bzw. erster Schritte in diese Richtung erfolgte in Frankreich in zwei wichtigen Stellungnahmen zum Gesundheitssystem. An erster Stelle ist hier das »Weißbuch über das Gesundheitssystem und die Krankenversicherung« (Livre blanc sur le système de santé et d'assurance maladie; Soubie et al. 1994) zu nennen. Es handelt sich hierbei um ein Expertengutachten, das im Sommer 1994 im Auftrag der Regierung angesichts der wachsenden finanziellen Schwierigkeiten der französischen Sozialversicherung erstellt wurde. Die drei Autoren aus Wirtschaft und Medizin machten in erster Linie die hohe Arztdichte und die zu Mengenausweitung führende Einzelleistungsvergütung für die Ausgabenentwicklung verantwortlich. Hinzu komme noch, dass neue Techniken alte oft nicht ersetzten, sondern ihnen einfach hinzugefügt würden (z.B. bei den bildgebenden Verfahren). Man müsse sich fragen, so die Autoren, ob ein Patient auf Kosten der Allgemeinheit an einem Tag zehn verschiedene Ärzte besuchen dürfe und ob bei bestimmten gängigen Krankheitsbildern ein sofortiger Besuch beim Spezialisten gerechtfertigt sei.

Neben Budgetierungsverfahren, Angebotsbegrenzungen (Bettenabbau, Beschränkung der Niederlassungsfreiheit) und mengenbegrenzenden Honorierungsformen wurden als Lösungsmöglichkeiten auch folgende Elemente eines Primärarztsystems unterbreitet:

– die Einschreibung der Versicherten bei einem Hausarzt;
– eine Berechtigung zur Inanspruchnahme eines Spezialisten nur noch nach Kontakt mit dem Hausarzt;
– eine Vergütung des Hausarztes über Pauschalen.

In Bezug auf die Umsetzung dieser Vorschläge blieben die Autoren jedoch vorsichtig. Sie forderten ein hohes Qualifikationsniveau der Allgemeinärzte, da die Patienten bei Beschränkung des Zugangs zum Spezialisten ein besonders hohes Vertrauen in ihren Hausarzt haben müssten. Ferner müsste sich auch das Zahlenverhältnis von Allgemein- zu Gebietsärzten zugunsten der Allgemeinärzte ändern. Da eine solche Reform zu tiefgreifenden Änderungen in Aus- und Weiterbildung sowie im Verhalten und in der Struktur der Ärzteschaft führen würde, begnügten sich die Autoren vorerst mit der vorsichtigen Empfehlung: »Die Möglichkeit eines ›Abonnements‹ beim Allgemeinarzt könnte man zweifellos denjenigen Versicherten anbieten, die gegen einen finanziellen Vorteil einen Verzicht auf einen Teil der freien Arztwahl akzeptieren würden.« (Soubie et al. 1994: 171)

Eine etwas vehementere Befürwortung eines Primärarztsystems fand sich in einem im gleichen Jahr veröffentlichten Bericht des Haut Comité de la Santé Publique (HCSP; Hohes Komitee für die Gesundheit der Bevölkerung), das seit 1991 als Gutachtergremium für das Gesundheits- und Sozialministerium arbeitet. Die Aufgabe der Kommission ist es, den Gesundheitszustand der Bevölkerung zu überwachen, Gesundheitsprobleme zu analysieren, Vorschläge zur Verbesserung von Prävention und Gesundheitserziehung zu machen und gesundheitspolitische Ziele zu definieren.

Im o.g. Bericht aus dem Jahr 1994 wurde in erster Linie die hohe Prävalenz von Risikoverhalten (Alkohol-, Tabak-, Drogenkonsum) und die dadurch bedingte verfrühte und vermeidbare Sterblichkeit kritisiert. Als weiteren Missstand wies das HCSP auf die geringe Lebensqualität chronisch kranker, abhängiger und behinderter Menschen hin. Es läge ein viel zu geringes (finanzielles) Gewicht auf der Prävention im Vergleich zur kurativen Medizin. Das HCSP kritisierte ferner die mangelnde Koordination zwischen verschiedenen Leistungsanbietern (z.B. Verzahnungsprobleme der ambulanten und stationären Versorgung).

Als Abhilfe schlug das HCSP vor, dass die Politik zunächst übergeordnete gesundheitspolitische Ziele unter Betonung der Prävention definieren müsse. Eine konkrete Umsetzung müsste dann durch Umstrukturierung des Gesundheitssystems erfolgen. Mittelfristig müsse dieses in zwei Tätigkeitsfelder aufgetrennt werden. Die erste Ebene müsse um einen Allgemeinarzt herum strukturiert werden, der für Prävention, Aufdeckung von Risikoverhalten, medizinisch-soziale Betreuung, Rehabilitation und palliative Versorgung am Lebensende zuständig sein sollte. Ferner wäre er verantwortlich für die Steuerung des Patienten im Gesundheitssystem: »Mangels eines Beraters in Form eines Allgemeinarztes kann ein Patient, der einmal das Gesundheitssystem durch eine der zahlreichen vor ihm offen stehenden Türen betreten hat, nur schwer den kürzesten, effektivsten und billigsten Weg erkennen, um die beste Versorgung zu erlangen.« (HCSP 1994: 170) Die spezialisierte medizinische Versorgung

solle der Gebietsarzt nur nach Überweisung durch den Hausarzt über-
nehmen, wobei eine einheitliche Krankenakte benutzt werden solle.

In einem 1996 erschienenen Folgebericht konkretisierte das HCSP,
dass auch die Honorierungsform in der Primärversorgung geändert werden müsste, da die bisherige Einzelleistungsvergütung den präventiven
Aufgaben nicht gerecht werde. Die Einzelleistungsvergütung »bewertet
nicht die für Prävention und Gesundheitserziehung notwendige Zeit«
(HCSP 1996: 183). Eine neue Honorierungsform könnte z.b. eine Pauschale für Präventivmaßnahmen mit Beibehaltung der Einzelleistungsvergütung für kurative Leistungen kombinieren. Man könne aber auch
eine Jahrespauschale für das Führen der Krankenakte eines Patienten
mit der Einzelleistungsvergütung verbinden (ebd.: 187).

4. Die französische Gesundheitsreform von 1996

Die französische Gesundheitsreform von 1996, die auf den damaligen
Premierminister Alain Juppé zurückging und daher im Volksmund als
»plan Juppé« bekannt geworden ist, hatte zunächst zum Ziel, Maßnahmen zur Senkung der Kosten des Gesundheitswesens durchzusetzen.
Wichtigster Punkt hierbei war die Einführung einer Budgetierung sämt-
licher Gesundheitsausgaben. Über die Ausgabenentwicklung der Sozialversicherung im folgenden Jahr entscheidet seit der Reform das französische Parlament durch ein jährlich verabschiedetes Finanzierungsgesetz.
Das Budget für den niedergelassenen Bereich wurde aufgespalten in einen
Anteil für die Spezialisten und einen für die Allgemeinärzte. Bei Überschreitung des Budgets müssen die Ärzte seit 1996 offiziell mit finanziellen Sanktionen rechnen. Es blieb jedoch lange Zeit ungeklärt, wie diese
aussehen und auf die Ärzteschaft umgelegt werden sollten. Im Jahr 2000
hat sich ein Modell durchgesetzt, das es den Krankenkassen erlaubt, bei
einer Überschreitung des Budgets die ausgehandelten Tarife um bis zu
20 Prozent abzusenken. Weitere Umstrukturierungsmaßnahmen beinhalteten Schritte zur Beschränkung des Angebots an niedergelassenen
Ärzten (Frührente für Ärzte, Anreize zu einer schulärztlichen bzw. arbeits-
medizinischen Tätigkeit) sowie Maßnahmen zur Einhaltung von diagnostischen und therapeutischen Leitlinien.

In Bezug auf die einleitend beschriebene Aufwertung des Hausarztes
dürfen seit der Reform sogenannte »Versuchsprojekte und -aktionen« zur
Erprobung neuer Formen der Patientenversorgung durchgeführt werden.
Zielsetzung hierbei ist die rationellere Organisation des Zugangs zum
Gesundheitssystem sowie eine bessere Koordination in der medizinischen
und präventiven Versorgung. Als eine Möglichkeit solcher Versuchs-

projekte werden sogenannte »Versorgungsketten« (filières de soins) beschrieben, in denen der Hausarzt als erste Anlaufstelle für den Patienten
gilt und diesen ggf. zum Spezialisten überweist. In allen Modellver-
suchen sollen ausdrücklich auch neue Honorierungsformen (z.B. Abweichungen von den vertraglichen Tarifen oder auch prinzipiell andere
Vergütungsformen als die Einzelleistungsvergütung) ausprobiert werden
(Ordonnance n° 96-345, Art. 6).

Eine weitere Stärkung der Hausärzte erfolgte durch die Verlängerung
der allgemeinärztlichen Weiterbildung auf zweieinhalb Jahre. Hier wurde
ein sechsmonatiges Praktikum bei einem niedergelassenen Allgemeinarzt verpflichtend eingeführt. (Die Weiterbildung der Allgemeinärzte
hatte bis zur Reform 1996 nur zwei Jahre gedauert und sich ausschließlich im Krankenhaus abgespielt.)

5.   *Die erste Umsetzung der »Versorgungsketten« durch*
     die Krankenkassen und die Gewerkschaft MG-France

Im Anschluss an den Juppé-Plan mussten Ärzte und Kassen neue Abkommen treffen, um hierin u. a. die neuen Bestimmungen zur Budgetierung aufzunehmen. Eine entscheidende Rolle bei diesen Verhandlungen
spielte die Tatsache, dass die beiden Gewerkschaften MG-France und
CSMF den Juppé-Plan völlig konträr bewerteten. Während die meisten
Spezialisten in Frankreich und die CSMF als deren Wortführer den
Juppé-Plan wegen der Budgetierung ablehnten, standen viele Allgemeinärzte der Reform eher aufgeschlossen gegenüber. Die Gewerkschaft MG-
France kritisierte zwar auch die mit der Reform eingeführten Zwänge
für die Ärzte. Trotzdem unterstützte sie die Reform als Ganzes, u. a. wegen
der Einführung der Versorgungsketten mit der Möglichkeit eines gestärkten Hausarztes sowie wegen der Einrichtung gesonderter Budgets
für die Hausärzte (Chabrun-Robert 1997).

Die mangelnde Kompromissbereitschaft der CSMF gegenüber den
Kassen wurde von der MG-France genutzt, um ein separates Abkommen
für die Allgemeinärzte mit den Kassen auszuhandeln. Hierin verankerten
beide Vertragspartner einen konkreten Plan zur Umsetzung der Versorgungsketten. Dieses sogenannte Referenzarztmodell (médecin référent)
wird bis heute in Frankreich praktiziert.

5.1   *Das Konzept des Referenzarztes*

Gemäß der Vereinbarung vom 4. Dezember 1998 (Arrêté du 4 décembre
1998) kann jeder Hausarzt freiwillig an dem Modell teilnehmen. Hierzu

muss er mit der Krankenkasse einen Vertrag abschließen, in dem er zum Referenzarzt ernannt wird und verschiedene Verpflichtungen (die soge-nannte Qualitätscharta, s.u.) übernimmt. Jeder Referenzarzt kann nun seinen Patienten vorschlagen, an dem Projekt teilzunehmen. Durch ihren Beitritt verpflichten sich die Versicherten (für die Dauer eines Jahres), bei jedem gesundheitlichen Problem ausschließlich ihren Referenzarzt aufzusuchen. Als Gegenleistung brauchen die Versicherten die Leistungen ihres Referenzarztes nicht mehr im voraus selbst zu bezahlen, sondern der Arzt rechnet nun direkt mit der Kasse ab (Umstieg vom Kostenerstat-tungs- auf das Sachleistungsprinzip). Außerdem wird ihnen aufgrund der vom Referenzarzt unterschriebenen »Qualitätscharta« eine bessere Versorgungsqualität in Aussicht gestellt.

Ein wichtiges Anliegen dieser Qualitätscharta ist die Verbesserung der *Kontinuität und Koordination* im Gesundheitssystem. So muss der Referenzarzt sicherstellen, dass für seine Patienten auch außerhalb der Praxisöffnungszeiten ein Notdienst bereit steht, an dem er möglichst selbst beteiligt ist und von dem er auch erfährt, wann und warum seine Patienten diesen Notdienst in Anspruch genommen haben. Bei längerer Abwesenheit muss der Referenzarzt seinen Patienten einen Vertreter vorschlagen, mit dem er eng kooperiert und dem er evtl. Patienten-akten überlässt. Außerdem soll für den Fall der Abwesenheit des Referenzarztes auch auf regionaler Ebene ein Dienstleistungszentrum eingerichtet werden, über das die Patienten telefonisch beraten werden können.

Es wird angestrebt, dass Referenzärzte einer Region sich zu Gruppen zusammenschließen, um einen »kritischen und konstruktiven Dialog« über häufig in der Praxis angetroffene Probleme in Gang zu setzen. Der Referenzarzt soll für seine Patienten auch ein sogenanntes Synthese-dokument (eine detaillierte Krankenakte) erstellen. Hierin sollen Berich-te und Befunde anderer konsultierter Ärzte, besonders aus dem Kran-kenhaus, gesammelt werden. Der Referenzarzt soll sich möglichst selbst darum kümmern, dass jeder weitere von seinen Patienten konsultierte Arzt ihm einen Bericht zukommen lässt. Das Synthesedokument soll langfristig elektronisch gespeichert werden.

Weitere Anliegen der Qualitätscharta sind *Präventivmaßnahmen* (der Referenzarzt bemüht sich in besonderem Maße um Vorsorgeuntersu-chungen und Beratung bei Risikoverhalten, Nikotin-, Alkohol-, Drogen-abusus), *Fortbildungspflicht* der Ärzte und die Einhaltung von bestimmten *Leitlinien*, die in Frankreich regelmäßig von der staatlichen Einrichtung ANAES (Agence nationale d'accréditation et d'évaluation en santé) ver-öffentlicht und aktualisiert werden. In Bezug auf die Kostensenkung muss sich der Referenzarzt überdies verpflichten, mindestens 15 Prozent seines Verschreibungsvolumens mit Generika zu bestreiten.

Als Gegenleistung für diese Verpflichtungen erhält der Referenzarzt für jeden Patienten, mit dem er einen Vertrag abgeschlossen hat, eine Pauschale von 150 FF (45 DM) pro Jahr. Diese wurde Ende 2000 auf 300 FF erhöht.

5.2 Die Umsetzung des Referenzarztmodells

Im Juni 2000 waren etwa 5 800 Hausärzte (etwa 9 Prozent der nieder-gelassenen Allgemeinärzte) als Referenzärzte tätig. Zwei Jahre zuvor hatte es bereits einmal 8 500 Referenzärzte gegeben (Cour des comptes 2000). Dieser negative Trend scheint mehrere Gründe zu haben. Zum einen war die juristische Basis des Referenzarztmodells von dessen Gegnern zwischenzeitlich angefochten worden, so dass das Modell vorübergehend ausgesetzt wurde. Bei der Wiedereinführung Ende 1998 zeigten einige Ärzte nun Zurückhaltung. Auch scheint vielen Ärzten das Ausmaß der Verpflichtungen, die mit dem Referenzarztmodell einher-gehen, zu groß oder nicht überschaubar. Besonders kritisiert wird auch, dass die Kassen mit der Organisation der Honorarzahlung an die Ärzte zumindest anfangs große Schwierigkeiten hatten und die Ärzte zum Teil sehr lange Wartezeiten in Kauf nehmen mussten und müssen. Diese Ab-hängigkeit sind die französischen Ärzte, die ihr Honorar bisher immer bar auf die Hand erhielten, nicht gewöhnt. Schließlich hat sicherlich auch die Stimmungsmache der anderen Gewerkschaften gegen das Referenz-arztmodell bei einigen Hausärzten zu Vorsicht und Zurückhaltung ge-führt. Vor allem der Präsident der CSMF hat sich massiv gegen das Referenzarztmodell ausgesprochen und es als Einstieg in eine Zwei-Klassen-Medizin bezeichnet. Da das Referenzarztmodell nur in dem Ver-trag der Allgemeinärzte und nicht in dem der Spezialisten aufgenommen wurde, könne es außerdem auch keine echte Verbesserung der Koordina-tion bewirken (Delorme 1997).

Die Teilnahme der Versicherten hingegen hat kontinuierlich – von 270 000 im Juni 1998 auf 460 000 im Juni 2000 – zugenommen. Jedoch sind dies insgesamt nur knapp über 1 Prozent aller Versicherten. Einer Studie des CREDES, einem französischen Forschungszentrum für gesundheitsökonomische Fragen, zufolge setzten sich die Teilnehmer (1998) vorwiegend aus alten oder chronisch kranken Patienten zusammen. Die Teilnehmer waren auch bereits vor ihrem Beitritt zum Referenzarzt-modell seltener zum Spezialisten gegangen als Nichtteilnehmer. Als wichtiges Argument für ihren Beitritt nannten die Teilnehmer neben dem

Sachleistungsprinzip auch, dass ihr Hausarzt ihnen die Teilnahme ganz einfach vorgeschlagen habe (Aguzzoli et al. 1999).

In Bezug auf die *inhaltliche* Umsetzung hat der französische Rechnungshof über das Referenzarztmodell im September 2000 ein vernichtendes Urteil gesprochen: »Die Umsetzung der Hauptvereinbarungen des Modells bleibt weitgehend unvollendet.« (Cour des comptes 2000: 341) Weder die Teilnahme an Not- oder Bereitschaftsdiensten sei umgesetzt worden, noch die geforderte Zirkelarbeit der Referenzärzte. Auch sei weiterhin unklar, welche Rubriken das eigentlich als »essentielles Mittel der Koordination und Versorgungsqualität« bezeichnete Synthesedokument enthalten solle. Genausowenig habe es spezielle Präventionskampagnen gegeben, in denen die Referenzärzte in besonderem Maße involviert gewesen seien. Auch der Fortbildungspflicht werde immer noch nicht nachgekommen. Außerdem sehe das Referenzarztmodell keinerlei Kontroll- und Sanktionsmöglichkeiten vor, die die Einhaltung der eingegangenen Verpflichtungen sicherstellen könnten. Kritisiert wird schließlich auch, dass es keine Begleitstudie zur Entwicklung der Ausgaben im Referenzarztmodell gebe. Bekannt seien nur die Kosten, die das Referenzarztmodell bisher durch die Zahlung der Pauschale von 150 FF pro eingeschriebenem Patienten verursacht habe.

Befürworter des Referenzarztmodells halten diesem zugute, dass die Verschreibung von Generika in Frankreich seit der Einführung des Referenzarztes stark zugenommen hat (Aguzzoli et al. 1999). Als positiver Effekt des Modells wird auch genannt, dass hierdurch die Notwendigkeit einer kontinuierlichen medizinischen Versorgung ins Bewusstsein der Patienten dringe. Die Krankenkassen betonten gegenüber dem Rechnungshof auch die erstmalige Einführung einer pauschalen Vergütungsform als bedeutenden Fortschritt (Cour des comptes 2000: 626).

6.   Zusammenfassung und Diskussion

6.1   Deutsch-französische Parallelen in der hausärztlichen Versorgung

Seit geraumer Zeit findet in Frankreich – bedingt durch Demographie, Einkommensunterschiede zwischen Spezialisten und Allgemeinärzten und eine hierarchisierende Weiterbildungsregelung – eine öffentliche Debatte über eine Aufwertung der Allgemeinmedizin statt. Zwei weitere wichtige Entwicklungen im französischen Gesundheitswesen haben die Diskussion über die Allgemeinmedizin beeinflusst. Die eine besteht in der Problematik der Kostenbewältigung im Gesundheitswesen. Im Rahmen der Überlegungen zur Kostenbegrenzung wird der Hausarzt als Instrument gesehen, Patientenströme besser durch das Gesundheitssystem zu leiten und somit vermeintlich überflüssige Kosten einzusparen. Die zweite Tendenz resultiert aus dem wachsenden französischen Bewusstsein für eine Politik, die sich für Bevölkerungsgesundheit und Präventivmedizin einsetzt (Public Health – santé publique). Dieses Bewusstsein spiegelt sich z.B. in der Schaffung des Hohen Komitees für die Gesundheit der Bevölkerung (HCSP) Anfang der 90er Jahre wider. Das HCSP betont die Bedeutung einer besseren Zusammenarbeit verschiedener Akteure im Gesundheitswesen und sieht im Hausarzt eine Chance zur verbesserten Koordination der verschiedenen Berufsgruppen, zur Entwicklung eines weniger technikorientierten, sondern eher gesprächs- und beziehungsorientierten medizinischen Ansatzes und schließlich zur Verbreitung von mehr Präventivmedizin.

Allen Strömungen ist gemeinsam, dass sie einerseits die Aus- und Weiterbildung zum Hausarzt reformieren wollen, um ihm mehr Kompetenzen und Verantwortung übertragen zu können (vgl. u.a. Gay 1997). Andererseits wollen sie auch in die Berufspraxis der Allgemeinärzte eingreifen: Durch neue Honorierungsformen für Hausärzte soll erprobt werden, das Leistungsgeschehen in andere Bahnen zu lenken und die Hausärzte für koordinierende und präventive Leistungen besser zu entlohnen. Gleichzeitig sprechen sich die verschiedenen Gruppierungen auch für den Versuch aus, mit Hilfe eines Hausarztes den Direktzugang der Patienten zum Spezialisten zu begrenzen und den Zugang zum Gesundheitssystem klarer zu organisieren.

Beim Vergleich der hausärztlichen Versorgung in Deutschland und Frankreich, die beide über ein Sozialversicherungssystem mit uneingeschränktem Zugang zu haus- und spezialärztlicher Versorgung verfügen, fallen überraschend viele Parallelen auf. Auch in Deutschland war in den vergangenen Jahrzehnten eine schnelleres Wachstum der Gebietsärzte zu beobachten, und auch in Deutschland verdienen Allgemeinärzte im Durchschnitt weniger als ihre spezialisierten Kollegen. Eine Verbesserung der Aus- und Weiterbildung in der Allgemeinmedizin wird auch in Deutschland seit langem als vordringliches Thema zur Förderung der Allgemeinmedizin diskutiert (vgl. u.a. Kochen 1994). Die Weiterbildung wurde bis zur Verlängerung von drei auf fünf Jahre als zu kurz und schlecht finanziert kritisiert, obwohl sie damals schon länger dauerte als die französische.

Die Ähnlichkeit der berufspolitischen Forderungen der jeweiligen allgemeinärztlichen Verbände (MG-France in Frankreich und BDA in Deutschland) wird auch in Frankreich wahrgenommen (Hassenteufel

1997: 206ff.). Zur Verbesserung der Einkommenssituation und zur Stärkung der Stellung des Hausarztes werden auf beiden Seiten des Rheins eine spezifische Vergütung für typisch hausärztliche Leistungen, ein begrenzter Zugang zum Spezialisten und eine Aufteilung der Versorgung in einen klar definierten haus- und einen spezialärztlichen Sektor gefordert. Schließlich lassen sich dem deutschen Gutachten des Sachverständigenrates von 1989 mit dem Vorschlag eines Primärarztsystems (Sachverständigenrat 1989) die beiden französischen Expertengutachten von 1994 gegenüberstellen, die ähnliche Vorschläge unterbreiteten (Soubie et al. 1994; Haut Comité de la Santé Publique 1994).

Diese Übereinstimmungen bieten beiden Ländern eine gute Voraussetzung dafür, die gesundheitspolitischen Zielsetzungen und Maßnahmen des jeweils anderen Landes intensiv zu verfolgen und hieraus Lehren und Konsequenzen für die eigene Politik zu ziehen.

6.2 Die Problematik des Referenzarztmodells

In Frankreich ist nun durch den Juppé-Plan die Erprobung einer Zugangsbeschränkung zum Gebietsarzt möglich geworden. Der erste Versuch, das Referenzarztmodell, basiert auf einem 1998 geschlossenen Vertrag zwischen der nationalen Krankenkasse und der hausärztlichen Gewerkschaft MG-France. Dieser Modellversuch griff eine Reihe derzeitiger Probleme der medizinischen Versorgung auf. Die mangelnde Koordination zwischen ambulanter und stationärer Versorgung sollte z.B. durch Dokumentation von Arztbriefen und Befunden in dem »Synthesedokument« verbessert werden. Die Kommunikation zwischen den Hausärzten und den Notdiensten, zwischen denen der Informationsfluss häufig brach liegt, sollte verbessert, die Bedeutung präventiver Maßnahmen fester im Bewusstsein der Ärzte und Patienten verankert und durch eine Pauschalvergütung honoriert werden. Die Qualitätssicherung der Versorgung sollte durch die kontinuierliche Fortbildung der Referenzärzte gesichert werden. Nicht zuletzt soll der Referenzarzt als zwingender erster Ansprechpartner des Patienten eine stringentere Versorgung gewährleisten und damit zu einer Vermeidung unnötiger Kosten beitragen. Kosteneinsparungen sollten zusätzlich auch durch die forcierte Verordnung von Generika möglich werden.

Neben der beschriebenen Vielzahl der Zielsetzungen des Konzepts lag und liegt ein Grundproblem des Referenzarztmodells darin, dass Konzeption und Umsetzung ausschließlich in den Händen von einer Ärztegewerkschaft und der nationalen Krankenversicherung lagen. Beide haben starke Eigeninteressen: Dem Ziel schneller Kosteneinsparungen bei den Kassen steht die berufspolitische Stärkung der Hausärzte bei der Gewerkschaft MG-France gegenüber.

Beide Interessensverbände versuchten nach dem Juppé-Plan die Gunst der Stunde zu nutzen, um möglichst schnell möglichst viele der eigenen Interessen umzusetzen. Ein in diesem Sinne politisches Projekt ist aber nicht identisch mit einem rational geplanten Projekt der Organisationsentwicklung.

Der Versuch, viele schwierige Probleme auf einmal zu lösen, erwies sich als unrealistisch. Das Konzept scheint inhaltlich überladen mit Verpflichtungen, die die Kassen den Ärzten aufzwingen wollten und die von MG-France angesichts der Patientenpauschale und der Zugangsbeschränkung zum Spezialisten in Kauf genommen wurden. Das Ausmaß an Verpflichtungen führte jedoch dazu, dass nicht nur die Spezialisten Munition zur Kritik des Konzepts erhielten, sondern auch viele Allgemeinärzte abgeschreckt wurden. Auch der Verzicht auf einen regional begrenzten Modellversuch zugunsten einer sofortigen vertraglichen Ausdehnung auf ganz Frankreich hat keineswegs zu einer hohen Beteiligung der Hausärzte geführt.

Schließlich wurde auch keine umfassende Evaluation durchgeführt. Ein anfängliches Begleitforschungsprojekt des Centre de recherche, d'étude et de documentation en économie de la santé (CREDES) wurde nicht fortgesetzt. Die Tatsache, dass die erste Erprobung eines Primärarztsystems allein in den Händen von Kassen und Ärztegewerkschaft lag, hat dazu geführt, dass das vordringliche gesamtgesellschaftliche Ziel dieses Versuches bisher nicht konsequent verfolgt wurde. Das Ziel der Erprobung müsste die methodisch einwandfreie (und kostspielige) Erörterung der Frage sein, welchen Einfluss ein Primärarztsystem auf Qualität und Wirtschaftlichkeit im französischen Gesundheitssystem nimmt.

Zur Zeit tritt das Projekt auf der Stelle, ein Durchbruch ist unter den gegebenen Umständen eher unwahrscheinlich. Die Macht des Faktischen in Frankreichs ambulantem Medizinsystem und die vielfältigen darauf basierenden Bedenken gegen ein Primärarztsystem bei niedergelassenen Ärzten und Versicherten lassen sich allem Anschein nach nicht mit gutgemeinten, aber dennoch kurzatmigen Schnellschussen durchbrechen. Auch hier ist die Parallele zu Deutschland nicht zu übersehen.

Korrespondenzadresse:
Claudia Kilbinger
Schwedenstraße 63
65239 Hochheim
e-mail: c.kilbinger@gmx.de

Danksagung

Unser besonderer Dank gilt Herrn Dr. Bernard Gay, département de médecine générale, Université de Bordeaux 2, sowie Herrn Dr. François Vedelago, Institut Universitaire de Technologie (IUT), Université de Bordeaux 3, denen die Autoren wertvolle Informationen über das französische Gesundheitssystem und die Situation der Allgemeinmedizin in Frankreich verdanken.

Literatur

Aguzzoli, F.; Aligon, A.; Com-Ruelle, L.; Frérot, L. (1999): Choisir d'avoir un médecin référent. Paris: CREDES

Arrêté du 28 mars 1997 portant approbation de la Convention nationale des médecins généralistes. Journal officiel de la République Française du 29 mars 1997: 4908

Arrêté du 28 mars 1997 portant approbation de la Convention nationale des médecins spécialistes. Journal officiel de la République Française du 29 mars 1997: 4932

Arrêté du 4 décembre 1998 portant approbation de la Convention nationale des médecins généralistes. Journal officiel de la République Française du 5 décembre 1998: 18330-60

Baszanger, I.; Bungener, M. (1995): Heureux, moi non plus. Vingt ans d'enquête. Regard sur les médecins généralistes. Le Généraliste 1638: 6-11

Chabrun-Robert, C. (1997): Convention des généralistes: Pourquoi MG-France a signé. Un entretien avec R. Bouton. Le Concours médical 119: 1055-1057

Chabrun-Robert, C. (1999): La démographie médicale et le revenu des médecins libéraux en 1997. Le Concours médical 121: 659-663

CNAMTS (jährlich): Le secteur libéral des professions de santé. Bloc-Notes statistiques. Paris

Cour des comptes (2000): La sécurité sociale. Septembre 2000. Paris: Les éditions des Journaux officiels

Delorme, J. (1997): L'opposition de la CSMF à l'option conventionnelle. Le Concours médical 119: 2368-2369

Duprez, A. (1991): Quelles études, quelle formation, pour quelle médecine générale? In: Médecins généralistes: le malaise. Projections. La santé au futur 5/6: 23-27

Gay, B. (1997): L'enseignement de la médecine générale à l'université. La revue du praticien – médecine générale 11 (404): 23-25

Hassenteufel, P. (1997): Les médecins face à l'Etat. Une comparaison européenne. Paris: Presses de Sciences Po

Haut Comité de la Santé Publique (1994): La santé en France. Rapport général. Paris: La documentation française

Haut Comité de la Santé Publique (1996): La santé en France 1996. Paris: La documentation française

Hermann, M.; Braun, V.; Schwantes, U. (2000): Stärkung der hausärztlichen Versorgung durch ein Primärarztsystem. In: Jahrbuch für Kritische Medizin 32: »... aber vieles besser«? Gesundheit »rot-grün«. Hamburg: Argument, S. 38-57

Huteau, G.; Le Bont, E. (1997): Sécurité sociale et politiques sociales. 2e éd. Paris: Colin

Kochen, M. (1994): Auf dem Weg zu einem Primärarztsystem in Deutschland? Die Ersatzkasse 9: 343-346

Lachaux, A. (1989): Rapport sur la médecine générale. Rapport au ministre de la Solidarité, de la Santé et de la Protection sociale et au ministre d'Etat, ministre de l'Education nationale, de la Jeunesse et des Sports. Paris: La documentation française

Le Fur, P.; Le Pape, A.; Sermet, C. (1998): La prescription pharmaceutique des médecins libéraux. Etude n°1212. Paris: CREDES

Marzi, C.; Abholz, H.-H. (1999): Hinweise für die Überlegenheit eines Primärarztsystems. Zeitschrift für Allgemeinmedizin 75: 736-743

Mattéi, J.F.; Etienne, J.C.; Chabot, J.M. (1997): Le même internat pour tous: la fin de la sélection par l'échec. La revue du praticien – médecine générale 11 (404): 11-14

Mizrahi, An.; Mizrahi, Ar. (1991): Prescriptions et revenus: le poids de la médecine générale en France. In: Médecins généralistes: le malaise. Projections. La santé au futur 5/6: 73-78

Ordonnance n° 96-345 relative à la maîtrise médicalisée des dépenses de soins. Journal officiel de la République Française du 25 avril 1996: 6311-6324

Roumiguières, E. (1999): Le revenu libéral moyen des médecins en 1997. Etudes et résultats. Direction de la recherche, des études et de l'évaluation statistiques, janvier 1999, n° 3

Sachverständigenrat für die Konzertierte Aktion im Gesundheitswesen (1989): Qualität, Wirtschaftlichkeit und Perspektiven der Gesundheitsversorgung. Baden-Baden: Nomos

Soubie, R.; Portos, J.L.; Prieur, C. (1994): Livre blanc sur le système de santé et d'assurance maladie. Rapport au Premier Ministre. Paris: La documentation française

Zeitschrift für Allgemeinmedizin (1998): Primärarztsysteme. 74: 1019-1038

Werner Maschewsky

Gesundheitliche Ungleichheit und Umweltbelastung

Vorbemerkung

Die Behauptung von Beck (1988), Umweltbelastungen seien aufgrund globaler Verbreitung sozial gleich verteilt, auch die Verursacher entgingen ihnen nicht, blieb in der BRD meist unwidersprochen. Die soziale Verteilung von Umweltbelastungen wurde hier nicht zum Thema. Dagegen ist die soziale Verteilung von Gesundheitsproblemen – soziale Ungleichheit vor Krankheit und Tod bzw. gesundheitliche Ungleichheit – ein altes Thema der europäischen Sozialmedizin und wurde auch von Public Health bzw. Gesundheitswissenschaft aufgegriffen (Helmert 2000; Mielck 2000). Die mögliche (Mit-)Erklärung gesundheitlicher Ungleichheit durch entsprechende Umweltungleichheit blieb in dieser Denktradition aber meist unbeachtet.

In den USA wird der Zusammenhang von Umweltungleichheit und gesundheitlicher Ungleichheit dagegen seit den 80er Jahren direkter thematisiert. In der dortigen Diskussion zu Umweltgerechtigkeit (UG) wird von sozial und räumlich ungleich verteilten Umweltbelastungen ausgegangen, die – über Lärm, Luftemissionen, Bodeneinträge, Abwässer, etc. – zu ungleich verteilten Gesundheitsproblemen führen können, somit auch zu gesundheitlicher Benachteiligung. Da sich in den USA soziale und ethnische Benachteiligung oft überlagern, wird dort aus dem Vorwurf mangelnder UG oft der Vorwurf von Umweltdiskriminierung bzw. Umweltrassismus.

Beispiele für Umweltungleichheit, d.h. sozialräumlich ungleich verteilte Umweltbelastungen sind:

- Konzentration von Fabriken, Kraftwerken, Tanklagern, Raffinerien in Gewerbegebieten, umgeben von Wohnvierteln und Schrebergärten »kleiner Leute«;
- Bau neuer Autobahnen, Schnellstraßen, Bahnstrecken und Hochspannungstraßen quer durch Wohnbezirke der Unterschicht, nicht aber Oberschicht;
- Plazierung gefährlicher Entsorgungsanlagen, wie Sondermülldeponien, nukleare Zwischen- und Endlager in strukturschwachen Gebieten, wo mangels Arbeitsplätzen mit höherer Akzeptanz in der Bevölkerung gerechnet wird;

– erfolgreiche Abwehr der Aufstellung von Mobilfunksendern und Einrichtung von Asylbewerberheimen, Pflegeheimen und Drogenberatungsstellen in »gutbürgerlichen« Wohnbezirken.

Es gibt Gegenbeispiele. Aber sie sind selten und Ausnahmen. In der Regel ist die Unterschichtbevölkerung nicht nur beruflich, finanziell und gesundheitlich, sondern auch umweltmäßig benachteiligt.

Problemstellung

Thema von Umweltgerechtigkeit ist die Verteilung von Umweltbelastungen auf soziale Gruppen und Regionen (Bullard 2000; Faber 1998; Harvey 1996). Diese sozialräumliche Verteilung hat oft folgende Merkmale:
– sie ist sehr ungleich;
– von hohen Umweltbelastungen betroffene Gruppen sind auch sonst benachteiligt (ökonomisch, politisch, sozial);
– die Verteilung neuer Umweltbelastungen erfolgt so, dass sie Umweltungleichheit verstärkt, nicht verringert;
– auch die Beseitigung der Umweltbelastungen erfolgt so (Prävention, Untersuchung, Sanierung; Zeit- und Kostenrahmen; Standards), dass sie die Umweltungleichheit verstärkt.

Hintergrund sind produktionstechnische und geopolitische Veränderungen. Durch zunehmende räumliche Trennung von Produktion, Konsumtion und Entsorgung wird Umweltbelastung geographisch immer mobiler (Faber 1998). Es wird möglich, Umweltbelastungen sozial und räumlich umzuverteilen. Umweltungleichheit entsteht dadurch, dass (ökonomisch, politisch) mächtige soziale Gruppen ihre Macht nutzen, um sich zulasten anderer günstige Lebensbedingungen zu sichern, auch im Umweltbereich.

Verschiedene Akteure mit verschiedenen Interessen und Normen kommen dabei zu verschiedenen Ergebnissen hinsichtlich der anzustrebenden Verteilung von nicht vermeidbaren Umweltbelastungen (Maschewsky 2000). Machtpolitisch, ökonomisch und technisch »empfiehlt sich« eine Konzentration von Belastungen bei sozial benachteiligten Bevölkerungsgruppen; sozialpolitisch, medizinisch und aus Umweltperspektive dagegen nicht.

Ein möglicher Einwand gegen UG-Studien, die höhere Umweltbelastungen bei benachteiligten Personengruppen in den USA nachweisen, besteht darin, die Richtung der Kausalität in Frage zu stellen. Die UG-Interpretation lautet: Wer farbig oder arm ist, bekommt mehr Umweltbelastungen zugewiesen. Die alternative Interpretation lautet: Wo größere Umweltbelastungen existieren, ziehen wohlhabendere Gruppen weg, fallen Mieten und Grundstückspreise, ziehen arme Menschen zu. Mangelnde UG ist nach der zweiten Sichtweise nicht (nur) Resultat diskriminierender Standortentscheidungen oder ungleicher Durchsetzung von Umweltstandards, sondern ergibt sich auch aus »sozialräumlicher Entmischung« (Häußermann 2000) in Abhängigkeit von Umweltqualität.

Mangelnde UG kann also durch verschiedene Prozesse entstehen:

– vorab, durch Standortentscheidungen von Investoren/Betreibern oder Behörden nach Maßgabe politischer Widerstandsmöglichkeiten (Weg des geringsten Widerstands) potenziell betroffener Personen und Gemeinden (Diskriminierungs-Effekt);

– vorab, nach Kosten-Nutzen-Vergleichen (Boden-/Energiepreise, Steuern, Infrastruktur; Bestehen und Kontrolle von Umweltauflagen; Haftung bei Umwelt- und Gesundheitsschäden; Risiko und Kosten evtl. notwendiger Sanierungen und Entschädigungen) zwischen verschiedenen möglichen Standorten (Markt-Effekt);

– nachträglich, durch Absinken der Umwelt- und Wohnqualität in betroffenen Gemeinden/Regionen, Fallen von Grundstückspreisen und Mieten, entsprechendes Wegziehen von »Normalbevölkerung« und Zuziehen von sozialen Randgruppen (Selektions-Effekt).

Solche Verdichtung von Benachteiligung gilt meist nicht nur als ungleich, sondern auch als unfair und ungerecht. Unter »sozialer Gerechtigkeit« wird intuitiv regelmäßig Gleichheit – oder starke Angleichung – sozialer Risiken und Chancen verstanden. Diese Denkweise lässt sich auf Umwelt übertragen. UG wird dann interpretiert als Zustand, bei dem verschiedene Mitglieder einer sozialen Gruppe bezüglich der Umwelt gleiche Rechte und Pflichten, gleiche Chancen und Risiken haben, niemand bevorzugt oder benachteiligt wird. UG manifestiert sich also durch Umweltgleichheit – »umweltungerecht« sind soziale Verhältnisse, die »zu viel« Ungleichheit bezüglich Umweltchancen und -risiken erzeugen.

Politisches Ziel der Umweltgerechtigkeits-Bewegung (UGB) ist daher die sozialräumliche Gleichverteilung von Umweltbelastungen (fair share), erreicht durch weitreichende Beteiligungsrechte betroffener Bürger und Gemeinden am Planungs- und Entscheidungsprozess (fair deal), oft ergänzt durch das Ziel einer allgemeinen Reduzierung dieser Belastungen. UG kann sich insbesondere beziehen auf (Maschewsky 2001)

– »Startgerechtigkeit«, also die Gleichheit der Chancen und Risiken, zum Ziel einer Umweltveränderung zu werden, z.B. Standort für den Bau einer Müllverbrennungsanlage (MVA);

– »Verteilungsgerechtigkeit«, also die Gleichheit der Vorteile und Nachteile nach Abschluss der Umweltveränderung, z.B. Veränderung von Wohnqualität und Grundstückswert nach Bau der MVA;

- »Verfahrensgerechtigkeit«, also die Gleichbehandlung mit anderen Akteuren im Verlauf des Standortkonflikts, z.B. bei juristischen Auseinandersetzungen um die MVA;
- »Vorsorgegerechtigkeit«, also die Vermeidung des Entstehens von Risiken durch Beendigung, Reduzierung oder Veränderung risikoträchtiger Umwelteingriffe, z.b. durch drastische Reduzierung der Müllerzeugung, was die MVA überflüssig macht. (Dies überschneidet sich mit dem Konzept der »Nachhaltigkeit«).

In der BRD ist das Thema der sozialräumlichen Ungleichheit von Umweltbelastungen theoretisch noch unentdeckt (Rosenbrock/Maschewsky 1998). Auch praktisch wird es vorwiegend in umgekehrter Logik thematisiert, etwa wenn sich Stadtbezirke/Gemeinden mit Ober- oder Mittelschichtbevölkerung gegen neue Umweltbelastungen – wie die Aufstellung von Mobilfunksendern – wehren. In den USA sind dagegen zahlreiche Beispiele für Umweltungleichheit und -diskriminierung bekannt und dargestellt worden.

Beispiel: Pestizide und Latino-Farmarbeiter

Die Diskussion um Pestizide wurde in den USA entfacht durch das Buch »Silent Spring« von Carson (1962), das zum Verbot von DDT führte. Die Umweltbewegung hat seitdem die Wirkung von Pestiziden auf Tierwelt, Ernährung und Gesundheit stark beachtet. Die am stärksten Betroffenen, landwirtschaftliche Arbeitskräfte, wurden von der Umweltbewegung aber ignoriert, trotz hoher Exposition und mangelndem Arbeitsschutz (Moses 1993).

Die genaue Zahl landwirtschaftlicher Arbeitskräfte in den USA ist unbekannt; das Landwirtschaftsministerium (USDA) schätzt sie auf zwei Millionen Farmarbeiter – vor allem in Florida, Texas und Kalifornien – und drei Millionen Farmer mit mithelfenden Familienangehörigen. Arbeitsintensiv sind nur noch Obst- und Gemüseanbau.

In der Landwirtschaft gibt es viele Gesundheitsrisiken – von Traktorunfällen bis Schlangenbissen –, das größte Risiko ist aber der permanente und hohe Pestizid-Einsatz. Über 500 000 Tonnen Insektizide, Herbizide und Fungizide werden jährlich in den USA versprüht – pro US-Bürger etwa zwei Kilo. Seit Anfang der 40er Jahre hat sich der Einsatz alle zehn Jahre verdoppelt. Pestizide enthalten bis zu 90% andere Bestandteile, oft hochtoxisch, die aber als »Betriebsgeheimnis« nicht angegeben werden müssen, selbst im Fall von Vergiftungen. Neben Pestiziden sind auch andere Schadstoffe in der Landwirtschaft relevant. In zunehmendem Umfang wird z.B. dem Dünger Klärschlamm beigemischt, der u.a.

Quecksilber, Blei, Kadmium und Dioxine enthält (Stauber/Rampton 1995).

77 % der Farmarbeiter gehören einer ethnischen Minderheit an; in Kalifornien sind über 90 % von ihnen in oder außerhalb der USA geborene Latinos (Moses 1993, Perfecto 1992). Sehr viele sind mexikanische Wanderarbeiter – oft illegal in den USA –, die den Ernten bis Kanada nachziehen. Das US-Agrobusiness ist seit Bestehen auf die Ausbeutung billiger Arbeitskraft rechtloser Minoritäten eingestellt: von Negersklaven, über Indianer, Chinesen, Japaner, Filippinos, »Okies« und »Arkies« (von der Dürrekatastrophe der 30er Jahre ruinierte Kleinbauern aus Oklahoma und Arkansas), und jetzt – da ab 1940 unqualifizierte Weiße gutzahlende Jobs in der Rüstungsindustrie fanden – vorwiegend Mexikaner. Auch heute sind die Arbeits-, Wohn- und Lebensbedingungen dieser Arbeiter und der sie oft begleitenden Familien miserabel, der Lohn niedrig, Arbeits- und Gesundheitsschutz fehlen weitgehend. Hinzu kommt soziale Diskriminierung. Eine gewerkschaftliche Organisierung der Farmarbeiter zur besseren Durchsetzung ihrer Interessen versucht man mit allen möglichen Mitteln zu verhindern.

Farmarbeiter sind von Pestiziden am stärksten betroffen beim Vorbereiten der Spritzmischung, dem Einweisen der Sprühflugzeuge vom Boden aus, dem Säubern der Sprühvorrichtungen, der Arbeit in frisch gesprühten Feldern und dem Pflücken von Früchten, die unmittelbar vor der Ernte nochmals mit Pestiziden besprüht werden (Erdbeeren, Tomaten). Kinder von Farmarbeitern sind ebenfalls gefährdet: als Föten im Bauch von Arbeiterinnen; als Säuglinge oder Kleinkinder, wenn sie mangels Kinderbetreuung am Feldrand abgestellt werden; als größere Kinder, wenn sie selbst auf dem Feld arbeiten.

Pestizide werden vor allem über die Haut aufgenommen, weniger über die Lunge. Akute Wirkungen sind Hautausschläge, chemische Verbrennungen, andere Hautprobleme, systemische Vergiftungen mit Übelkeit und Erbrechen bis hin zum Tod. Chronische Effekte können Krebs, Sterilität, Fehlgeburten, Missbildungen, vielfältige neurologische und psychiatrische Störungen (z.B. Angst, Gedächtnisstörungen, Parkinson, Demenz) sein (Moses 1993). Brauchbare Studien über die Langzeitfolgen chronischer Niedrigexposition fehlen. Epidemiologische Studien zeigen bei Exponierten erhöhte Raten für diverse Krebsarten, z.B. Leukämien, Non-Hodgkin-Lymphome, multiple Myelome, Hoden-, Leber-, Magen-, Bauchspeicheldrüsen-, Lungenkrebs und primäre Hirntumore.

313 000 der etwa zwei Millionen Farmarbeitern in den USA erleiden jährlich Pestizid-Vergiftungen, an denen 800-1 000 sterben. Nach Schätzungen bleiben selbst in Kalifornien 80 % der Pestizid-Vergiftungen

unentdeckt, da die Symptome oft unspezifisch sind, Ärzte die Diagnose nicht gelernt haben, die häufig illegal im Land befindlichen Farmarbeiter jeden Kontakt mit Behörden und Ärzten scheuen und die legalen Arbeiter meist nicht oder unzureichend versichert sind.

Große Hilfe erfahren die Farmarbeiter durch die Gewerkschaft UFW (United Farm Workers), die in den 60er Jahren von Cesar Chavez gegründet wurde. Gegen den erbitterten Widerstand der Farmer und Agrokonzerne hat sie an vielen Orten gewerkschaftliche Organisierung durchgesetzt. Die UFW hat schon frühzeitig Pestizide zum Thema gemacht und 1970 in Kalifornien ein Verbot des Einsatzes von DDT erreicht, zwei Jahre bevor die Umweltbehörde EPA ein US-weites DDT-Verbot durchsetzte. USDA, Agrochemie und Agrobusiness warnen vor vermindertem Pestizid-Einsatz wegen dadurch angeblich bedingten Produktivitätsverlusten, steigenden Preisen, Hungersnöten in der Dritten Welt, letztlich einer Gefährdung des Weltfriedens (Moses 1993).

Gesundheitliche Ungleichheit und Umweltungleichheit

Gesundheitliche Ungleichheit ist nicht gleichbedeutend mit Umweltungleichheit (mangelnder UG):
– gesundheitliche Ungleichheit verknüpft allgemeine Ursachen – ungleiche Umweltbelastungen, aber auch ungleiche Ausbildung, Beruf, Arbeitsbelastungen, Einkommen, Wohnbedingungen, Lebensweise – mit spezifischen Wirkungen, nämlich Krankheit und Tod
– Umweltungleichheit verknüpft spezifische Ursachen – nämlich ungleiche Umweltbelastungen – mit allgemeinen Wirkungen, wie Krankheit und Tod, aber auch Arbeitslosigkeit, fehlenden Ressourcen, infrastruktureller Vernachlässigung, sozialer Entmischung, sozialer Anomie.
Die beiden Sichtweisen ergänzen sich. Allerdings ist die bevorzugte abhängige Variable der UG-Forschung – bzw. der von ihr am häufigsten analysierte »Endpunkt« – Krankheit und Tod. Die UG-Fragestellung wird also häufig darauf reduziert, wie sich (als ungerecht bewertete) soziale Unterschiede in der Umweltbelastung auf Krankheit und Tod auswirken. In dieser reduzierten Variante ist Umweltungerechtigkeit ein bisher vernachlässigter Sonderfall gesundheitlicher Ungleichheit.

Empirische Befunde

Für die USA zeigten empirische Studien u. a. folgende soziale Benachteiligungen hinsichtlich Umwelt und Gesundheit:

- drei der vier größten Sondermülldeponien im Südosten der USA liegen
  in überwiegend schwarzen Wohngebieten, obwohl Afroamerikaner
  nur 1/5 der Bevölkerung der Region stellen (GAO 1983);
- drei von fünf Afroamerikanern oder Latinos leben in Wohngebieten
  mit mindestens einer unkontrollierten Sondermülldeponie; dabei ist
  Rasse, nicht Einkommen der Hauptfaktor für diese Plazierung (UCC-
  CRJ 1987);
- in Houston liegen sechs der acht MVAs und alle fünf Sondermülldeponien in schwarzen Wohngebieten; der Schwarzen-Anteil an der
  Bevölkerung beträgt 28% (Bullard 2000);
- im Großraum Detroit ist der Farbigenanteil an der Wohnbevölkerung
  im Ein-Meilen-Radius um Sondermülldeponien 48%, im weiteren
  Abstand 19% (Bryant/Mohai 1992);
- Bleivergiftung ist eine der häufigsten Umweltkrankheiten in den
  USA, eine Art »stumme Epidemie« (ATSDR 1988); 49% der meist
  schwarzen Kinder in »inner-city ghettos« weisen Blutbleiwerte ober-
  halb der zulässigen Grenzwerte auf (CDC 1991); etwa eine Million
  US-Kinder leiden an einer Bleivergiftung (Mielke/Reagan 1998);
- die Luftbelastung ist in Latino-Wohnvierteln höher als in schwarzen
  und sehr viel höher als in weißen Wohnvierteln (EPA 1992);
- 1990 überschritten von den 3 109 Counties und Großstädten der USA
  136 mindestens zwei Luftgrenzwerte der Umweltbehörde EPA; in
  diesen Gebieten mit unterdurchschnittlicher Luftqualität lebten 33%
  der Weißen, 50% der Schwarzen und 60% der Latinos (Wernette/
  Nieves 1992);
- mehr als 200 Millionen Tonnen radioaktiven Abfalls liegen in India-
  nerreservaten, vor allem bei Navajos und Hopis; das Risiko von
  Genitalkrebs ist bei Navajo-Jugendlichen 17mal höher als im US-
  Durchschnitt (Bryant/Mohai 1992); auch andere Krebsrisiken sind
  bei ihnen wesentlich erhöht;
- die EPA braucht deutlich länger, um Anfragen aus farbigen Gemeinden zu bearbeiten und dort Sondermülldeponien zu finden; sie setzt
  hier auch niedrigere Standards für Sanierung an; Verstöße gegen Um-
  weltvorschriften werden in weißen Gemeinden mit mehr als sechs-
  fach höheren Geldstrafen belegt als in farbigen Gemeinden (Lavelle/
  Coyle 1992).

Die Ansiedlung von stark umweltverschmutzenden Betrieben in Gebieten
mit armer und/oder farbiger Bevölkerung schwächt die Investitions-
bereitschaft für Infrastruktur, Wohnungen und »saubere Gewerbe«. Dies
führt zur Abwanderung entsprechender Betriebe und des (relativ) wohl-
habenderen und sozial kompetenteren Teils der Bevölkerung, zerstört

damit das »soziale Immunsystem« der betreffenden Gemeinde (Bullard 2000).

Umweltgerechtigkeits-Bewegung in den USA

In den USA führten zahlreiche konkrete Fälle – wie Love Canal, Warren County, Woburn, »Cancer Alley«, Altgeld Gardens, West Dallas, Savannah River, Mobile, Libby, Black Mesa (Maschewsky 2001) – und empirische Befunde in den 80er Jahren zur Forderung nach UG (environmental justice). Dies knüpfte an Ziele sowohl der Bürgerrechts- (social justice), als auch der Armuts- und Gewerkschaftsbewegung (economic justice) an.

Die Umweltgerechtigkeits-Bewegung (UGB) entstand als Basis- (grassroots) Bewegung abseits der etablierten Umweltbewegung, als lockeres Netz vieler Hundert Bürgerinitiativen, der sogenannten NIMBYs (abgeleitet von »Not in my backyard!«; zu deutsch etwa: »Schmeißt Euern Dreck nicht bei mir hin!«).

Die UGB war in ihren Forderungen und Aktionsformen meist wesentlich radikaler als der Umwelt-»Mainstream«. Im Gegensatz zu diesem wurde und wird sie meist von Farbigen, Frauen und Personen der Unterschicht getragen (Faber 1998). Ihre Mitglieder waren/sind oft auch sonst politisch aktiv, meist in der Bürgerrechts-, Armuts- und Gewerkschafts-Bewegung, mitunter auch in Kirchen. Ein zweiter Ursprung der UGB ist die in den 70er Jahren entstandene Anti-»Giftmüll«-Bewegung (Szasz 1994). Sondermüll spielt in den USA politisch eine größere Rolle als bei uns; in betroffenen Regionen wirkt er ähnlich politisierend wie Atommüll bei uns.

Die UGB hatte kaum Bezug zu den traditionellen Themen der US-Umweltbewegung, wie »Wildnis«, »bedrohte (Tier-)Art«. Ihre Umwelt waren nicht Schneegipfel, Bergwiesen und Waldseen, sondern Raffinerien, Flugplätze und Müllkippen. Daher entdeckte sie die »städtische Umwelt« (urban habitat) als Thema, ihre Industriebrachen (brownfields) und toxisch hochbelasteten Gebiete (Superfund sites). Sie kritisierte den Umwelt-»Mainstream« als naturromantisch, unsozial und elitar, weil er sich z.B. um die Luftqualität am Grand Canyon kümmere, nicht aber um die Luftqualität in South Central L.A.; weil er die Lebensräume gefleckter Eulen (spotted owl habitats) schütze, aber nicht die Lebensräume farbiger Amerikaner.

Die UGB überwand das Stadium lokal begrenzter Widerstands-Aktionen mit der Bestandsaufnahme der Müllpolitik in acht Südstaaten der USA, die das General Accounting Office (GAO) 1983 vorlegte. Der

Bericht bestätigte die Vermutung der Bürgerrechtsbewegung, dass die Müllpolitik der Südstaaten rassistisch sei, da Sondermüll bevorzugt in schwarzen Wohngebieten deponiert, verbrannt oder vergraben wurde (und wird). Außerdem zeigten Lavelle/Coyle (1992), dass Umweltschutz durch die EPA sehr ungleich gehandhabt wurde, nicht als ein Recht für alle, sondern als ein Privileg für wenige.

Die UGB hat sich in den etwa 20 Jahren ihres Bestehens konsolidiert, stärker vernetzt und eine eigene Infrastruktur geschaffen. Zugleich hat sie aber bisher Zentralisierung und Einvernahme durch andere Organisationen erfolgreich abgewehrt. NIMBYs bevorzugen direkte Aktionen (Demonstrationen, Besetzungen, etc.), daneben auch Rechtsgutachten, Klagen; Mediation, Aushandlung, politische Lobbyarbeit und allgemein das »Konsensprinzip« lehnen sie dagegen eher ab. Durch geschickte Mediennutzung konnten sie einen erheblichen politischen Druck auf lokaler, einzelstaatlicher und sogar Bundesebene ausüben – u.a. bei der WTO-Tagung im November 1999 in Seattle.

Präsident Clinton erließ 1994 eine »Executive Order on Environmental Justice«, die alle US-Bundesbehörden und Ministerien anweist, UG bei allen ihren Aktivitäten zu berücksichtigen und dafür Kooperationsausschüsse einzurichten. Es blieb umstritten, ob dies mehr als symbolischen Wert hatte. Viele UG-Aktivisten misstrauten dem Regierungserlass als versuchtem »Kuss des Todes«. Sie wollten sich nicht für ein juristisch-politisch-administratives Taktieren einspannen lassen – die UGB habe ihre beachtlichen Erfolge durch Konfrontation, nicht Kooperation errungen.

Umweltgerechtigkeit – ein Thema für Public Health?

Der bestehende Zusammenhang von »Armut und Gesundheit« wird in Deutschland seit 120 Jahren durch Sozialpolitik bearbeitet (erst als »Krankheit macht arm«; jetzt verstärkt als »Armut macht krank«). Er hat in der BRD aber noch keine starke soziale Bewegung ausgelöst. In der Gesundheitsbewegung wurde das Thema zwar theoretisch aufgegriffen, aber wenig empirisch vertieft und kaum praktisch als Ansatzpunkt für politische Mobilisierung genutzt. In den politischen Programmen von SPD und Grünen wurde gesundheitliche Ungleichheit erwähnt, aber nicht zum relevanten Handlungsbereich (abgesehen vom neuen sozialkompensatorischen Anspruch des § 20 SGB V). Die inhaltliche Zuordnung von UG zu gesundheitlicher Ungleichheit ist daher kein Garant dafür, dass es realpolitisch zum Thema wird.

Da UG als Problembereich und Handlungsfeld in der BRD bisher kaum etabliert ist, verbleibt es – meist unbearbeitet – im theoretischen

Niemandsland zwischen Public Health, Umweltpolitik, Sozialpolitik, Stadtsoziologie, Stadt- und Regionalplanung, Sozialmedizin und Umweltwissenschaft. Überdurchschnittliche Umweltbelastungen werden als Begleiterscheinung sozialer Benachteiligung zwar häufig miterwähnt (Häußermann 2000), aber nicht untersucht und analysiert. Dagegen benennen kritische Medien sozialräumliche »Cluster« von Umweltbelastungen oft klar, etwa (bestehende oder stillgelegte) Industrie-, Energie- oder Entsorgungsreviere, wie das Ruhrgebiet, die AKWs an Rhein, Weser und Elbe, die Uranabbauhalden im Erzgebirge, der Braunkohletagebau und die Bergbaufolgelandschaft in der Niederlausitz, die »Chemieparks« bei Ludwigshafen und Bitterfeld, der Raum Frankfurt/Main, der Niederrhein zwischen Köln und Duisburg. Auch Städte weisen oft diverse »hot spots« auf – z.B. Hamburg die »Bille«-Siedlung, auf Sondermüll errichtete Häuser in Barsbüttel, das Betriebsgelände von Boehringer, die Norddeutschen Affinerie, die Deponie Georgswerder, das AKW Krümmel (bei Geesthacht) und neuerdings das »Mühlenberger Loch«.

In der Ottawa-Charta der WHO von 1986 werden gesundheitliche Chancengleichheit und gesundheitsförderliche Lebenswelten gefordert. Menschen sollen befähigt (empowered) werden, ihre Gesundheitsinteressen zu vertreten, persönliche Kompetenzen zu entwickeln und sich zu organisieren. Genau dies will und macht die UGB.

UG ist als Denkansatz etwa 60 Jahre nach Public Health (PH) entstanden. PH ist inzwischen bei uns etabliert; es könnte als eine Art »Türöffner« für UG dienen. PH hat vom Prinzip her einen theoretisch breiten und kritischen Ansatz. Dieser ist aber in der Praxis oft wieder reduziert auf Verhaltensprävention, Risikofaktoren-Ansatz und Freizeitsphäre; eher ausgeblendet bleiben dagegen Arbeit, Umwelt, soziale und politische Verhältnisse (Rosenbrock et al 1994). Bei PH muss daher zwischen Anspruch und Wirklichkeit unterschieden werden. Eine Beschäftigung mit UG könnte hilfreich sein im Hinblick auf eine

– Konkretisierung der Variable Umwelt im PH-Ansatz
– Stärkung des Verhältnisbezugs von PH
– Verzahnung von Arbeit und Nichtarbeit im PH-Ansatz
– Verzahnung von PH mit Umwelt-, Sozial- und Arbeitspolitik
– Repolitisierung von PH.

Prinzipiell ist in einem Sozialstaat nach deutschem Muster die Abwälzung von Umweltbelastungen auf sozial Schwache nicht sinnvoll, da sie die sozialpolitischen Kosten für die – vom Sozialstaatspostulat geforderte – Angleichung von Lebenschancen und -qualität erhöht. UG thematisiert somit eine wichtige Schnittstelle zwischen Sozial- und Umweltpolitik. Bleibt diese unbeachtet, könnte – in der Logik des deutschen

Sozialsystems – langfristig die Schaffung einer Gesetzlichen Umweltversicherung als »sechster Säule« im Sozialversicherungssystem notwendig werden, die Umweltbelastung von einem privaten in ein »soziales Risiko« umwandelt.

UG lässt sich somit auf aktuelle Diskussionen und Maßnahmen der deutschen Sozial-, Gesundheits- und Umweltpolitik beziehen. Die Begriffe »Sozialraum«, »Setting« und »Sozialverträglichkeit« bieten konzeptionelle Anknüpfungsmöglichkeiten – prozedurale die Aktivitäten zu »Healthy Cities«, »Urban Habitat«, »Lokaler Agenda 21« und »Sozialer Stadt«.

Korrespondenzadresse:
Prof. Dr. Werner Maschewsky
FH Hamburg
Saarlandstraße 30
22303 Hamburg
e-mail: maschews@sp.fh-hamburg.de

Literatur

ATSDR (1988): Agency for Toxic Substances and Disease Registry (Ed.): The nature and extent of lead poisoning in children in the United States. Atlanta: DHSS

Beck, U. (1988): Gegengifte. Die organisierte Unverantwortlichkeit. Frankfurt a. M.: Suhrkamp

Bryant, B.; Mohai, P. (Ed.) (1992): Race and the incidence of environmental hazards: a time for discourse. Boulder (CO): Westview Press

Bullard, R.D. (2000): Dumping in Dixie: race, class, and environmental quality (3rd ed). Boulder (CO): Westview Press

Carson, R. (1991): Silent spring. Boston: Houghton Mifflin

CDC (1991): Centers for Disease Control (Ed.): Preventing lead poisoning in young children. Atlanta: CDC

Faber, D. (Ed.) (1998): The struggle for ecological democracy. Environmental justice movements in the United States. New York: Guilford Press

GAO (1983): US General Accounting Office (Ed.): Siting hazardous waste landfills and their correlation with the racial and economic status of surrounding communities. Washington (D.C.): Government Printing Office

Häußermann, H. (2000): Die Krise der »sozialen Stadt«. Aus Politik und Zeitgeschichte, 10/11. 13-21

Harvey, D. (1996): Justice, nature & the geography of difference. Malden (MA): Blackwell Publishers

Helmert, U. et al. (Hg.) (2000): Müssen Arme früher sterben? Soziale Ungleichheit und Gesundheit in Deutschland. Weinheim: Juventa

Lavelle, M.; Coyle, M. (1992): Unequal protection: the racial divide in environmental law. NatLawJ 21. 2-12

Maschewsky, W. (2000): Soziale Ungleichheit und Umweltgerechtigkeit. In: Helmert et al. (Hg.): Müssen Arme früher sterben? 71-90

Maschewsky, W. (2001): Umweltgerechtigkeit, Public Health und soziale Stadt. Frankfurt a. M.: VAS

Mielck, A. (2000): Soziale Ungleichheit und Gesundheit. Bern: Hans Huber

Mielke, H.W.; Reagan, P.L. (1998): Soil is an important pathway of human lead exposure. EnvHlthPerspect, 106 (suppl 1). 217-29

Moses, M. et al. (1993): Environmental equity and pesticide exposure. Toxicol Ind Hlth, 9. 914-56

Perfecto, I. (1992): Farm workers, pesticides, and the international connection. In: Bryant; Mohai (Ed.) Race and the incidence of environmental hazards: a time for discourse. 177-203

Rosenbrock, R. et al. (Ed.) (1994): Präventionspolitik. Gesellschaftliche Strategien der Gesundheitssicherung. Berlin: Edition Sigma

Rosenbrock, R.; Maschewsky, W. (1998): Präventionspolitische Bewertungskontroversen im Bereich Umwelt und Gesundheit (Wissenschaftszentrum Berlin, Arbeitsgruppe Public Health, P98-205) Berlin: WZB

Stauber, J.; Rampton, S. (1995): Toxic sludge is good for you! Monroe (ME): Common Courage Press

Szasz, A. (1994): Ecopopulism. Toxic waste and the movement for environmental justice. Minneapolis: University of Minnesota Press

UCC-CRJ (1987): United Church of Christ Commission for Racial Justice (Ed.): Toxic wastes and race in the United States: A national report on the racial and socioeconomic characteristics of communities with hazardous waste sites. New York: UCC-CRJ

Wernette, D.R.; Nieves, L.A. (1992): Breathing polluted air: minorities are disproportionately exposed. EPA Journal, March/April. 16

Rainer Herrn

Über neue biologische Deutungen der Homosexualität – Ein Rückschlag[1]

Am Samstag den 24. Juni 2000 fand der jährlich auch in Berlin gefeierte Christopher Street Day statt. Am Montag darauf, dem 26. Juni, berichtete der Tagesspiegel, über diese Demonstration der Sichtbarkeit von Lesben und Schwulen. In derselben Ausgabe erscheint auf der Forschungsseite unter dem Titel »Das Human Genome Project geht durchs Ziel« ein euphorischer Beitrag über die goldenen Aussichten vom Nutzen der Entschlüsselung des menschlichen Erbgutes für die Früherkennung und Behandlung von sogenannten Erbkrankheiten für die gesamte Menschheit. Unmittelbar neben diesem Beitrag ist ein Artikel mit dem Titel »Ein Touch schwul macht cool – Warum sich die Anlage zur Homosexualität in der Bevölkerung hält« abgedruckt, in dem in peppigem Wissenschaftsjournalismus alte und neue genetische und soziobiologische Deutungen über die Ursachen der Homosexualität referiert werden. Ist dies Zufall? Dieser Beitrag dürfte angesichts der zwei Tage zuvor auf den Straßen Berlins zur Schau gestellten Buntheit gezielt plaziert sein. Die Buntheit wird in diesem Artikel unmittelbar in den Körpern und Genen der Lesben und Schwulen »verortet«, so als müsse sich die Gesellschaft zu diesem Anlaß wieder versichern, daß Schwul- und Lesbischsein nicht ansteckend ist, daß niemand lesbisch oder schwul werden kann, der es nicht schon von Geburt an ist. Das ist beispielgebend für eine neue Entwicklung in der biologischen Deutung der Homosexualität in den neunziger Jahren[2], die zwar fast ausschließlich in den USA stattfindet, deren wissenschaftliche Resonanz und Rezeption in der breiten Öffentlichkeit jedoch weltweit sind. Diese Entwicklung bezeichne ich als »Re-Biologisierung der Homosexualität«. Der gemeinsame Nenner, auf den diese Überlegungen, Ansätze und Arbeiten zu bringen sind, ist der unverbrüchliche Glaube an einen biologischen Ursprung der Homosexualität. Gleichwohl man von einem konsistenten wissenschaftlichen Ansatz nicht sprechen kann, liefern die einzelnen biologischen Disziplinen, die in einem ersten Abschnitt vorzustellen sind, solche einzelnen Bausteine, die sich zu einem Gesamtgebäude zusammenfügen. In einem zweiten Schritt möchte ich auf die Absichten und Intentionen eingehen, die mit den Untersuchungen verfolgt werden, sowie die wissenschaftlichen Konsequenzen und praktischen Folgen, die sich aus diesen Forschungen ergeben.

1.   Re-Biologisierung der Homosexualität

Die Re-Biologisierung der Homosexualität findet heute in zahlreichen genetischen, anatomisch-physiologischen, verhaltens- und soziobiologischen Arbeiten ihren Ausdruck. Genetische Arbeiten sind in erster Linie der Suche nach den Ursachen in der Erbsubstanz gewidmet, wie die Studie von Dean Hamer (1993 u. 1994) und die Zwillingsstudie von Bailey und Pillard (1991). Beide Untersuchungen wurden auch in der Bundesrepublik Deutschland in der Tagespresse rezipiert. Anatomisch-physiologische Arbeiten hingegen suchen nach den körperlichen Wirkungen der Gene. Ein zentrales Vermittlungsglied zwischen Gen und Körper wird dabei in den vor- und nachgeburtlichen Wirkungen von Hormonen vermutet. Von spezifischen Über- bzw. Unterkonzentrationen der Geschlechtshormone wird angenommen, daß sie sich in der Entwicklung auf bestimmte Organstrukturen, wie die des Hirns, speziell des Hypothalamus im Zwischenhirn auswirken, wie Simon Le Vay (1996), ein amerikanischer Neuroanatom, zu belegen versuchte. Die Wirkungen dieser abweichenden Hormonkonzentrationen ließen sich auch an anderen Körperorganen und -teilen feststellen, wie z.B. dem Verhältnis der Fingerlängen, das bei Lesben und Schwulen ein besonderes Muster aufweise, so behauptet ein Forscherteam um Terrance Williams (1999). Auch die Muster der Fingerabdrücke homosexueller Frauen und Männer würden sich von denen Heterosexueller unterscheiden, wie Hall und Kimura (1994) meinen. Mit Methoden der Körpervermessung, also mit Bandmaß und Mikroskop, wurden Differenzen in den Körpern zwischen Homo- und Heterosexuellen immer wieder aufzuweisen versucht.

Im Ergebnis behaupten diese Ansätze genetisch bedingte körperliche Differenzen zwischen Homosexuellen und Heterosexuellen, die durch Gene verursacht und durch Hormone vermittelt würden.

Soziobiologische Arbeiten, eine jüngere Richtung dieses biologistischen Denkens, stellen einen weiteren Ansatz dar. Ausgehend auch hier von genetischen Ursachen der Homosexualität versuchten bereits in den 80er Jahren Soziobiologen wie James Weinrich reproduktive Strategien von Homosexuellen zu bestimmen, die einen Beitrag zur Verbreitung »ihrer« Gene leisten könnten. Als Begründung greifen diese Ansätze auf einen genetisch bedingten Altruismus, also eine Helferrolle Homosexueller beim Erziehen von Kindern Blutsverwandter, zurück. Homosexuelle, so die Vorstellung, würden, indem sie ihre Nichten oder Neffen, Cousins oder Cousinen materiell oder immateriell unterstützen, »zur Verbreitung« ihrer eigenen Gene beitragen. In der Konsequenz führen solche Annahmen dann zu den eingangs aus dem Tagesspiegel zitierten

Spekulationen: »Warum sich die Anlage zur Homosexualität in der Bevölkerung hält«.

Charakteristisch für diese Ansätze ist, daß Homosexualität auf die unhinterfragte Normative Heterosexualität, Reproduktion und Zweigeschlechtlichkeit bezogen wird; dies sind die allein gültigen Bezugsgrößen, anhand derer Homosexualität und Homosexuelle verglichen werden.

Ein weiteres ideologisch begründetes Normativ solcher biologisch orientierter Ansätze ist die Natürlichkeit. In verhaltensbiologisch geprägten Beobachtungen von Tieren wird eine Analogie zur Homosexualität des Menschen herzustellen versucht, wie beispielsweise in der Arbeit »Wider die Natur« von Volker Sommer (1990) oder der 1999 veröffentlichten Studie »Sexual Exuberance« von Bruce Bagemihl. Hier wird argumentiert, Homosexualität sei natürlich und nicht – wie von Moraltheologen verschiedener Religionen behauptet – wider die Natur.

Viele in der Vergangenheit veröffentlichte Befunde über die biologischen Ursachen der Homosexualität und der körperlichen Unterschiede zwischen homosexuellen Frauen und Männern zu ihren heterosexuellen Pendants scheiterten an der Replizierbarkeit. Andere Studien wurden nach kurzer Zeit vergessen oder werden von immer neuen Untersuchungen abgelöst.

Ich komme zu der These, daß es in den biologisch orientierten Arbeiten über Homosexualität weniger um den Nachweis von Differenzen geht als darum, den Glauben an die biologischen Ursachen der Homosexualität immer wieder aufs neue zu bestärken.

2.   Die großen Versprechen der Re-Biologisierung

Wissenschaftliche Forschung ist nicht zweckfrei, auch biomedizinische Forschung über Homosexualität nicht. Auch wenn sie heute nicht mehr – wie in der Vergangenheit – von der Suche nach einer Substanz angetrieben wird, mit der man Homosexuelle von ihrer Neigung kurieren könnte, lassen sich andere Gründe nennen, die die Forscher auf diesem Gebiet motivieren. Zur Identifikation dieser Gründe erscheint ein Blick auf den gesellschaftlichen Kontext, in der diese Forschung stattfindet, hilfreich. Die aktuellen gesellschaftlichen Prozesse in den USA, in der diese Forschungen vor allem angestrengt werden, sind gekennzeichnet von einer zunehmenden Individualisierung und Ausdifferenzierung nicht nur lesbischer und schwuler Lebensstile. Längst ist die Einheitlichkeit in der Erscheinung schwuler Männer der 70er und frühen 80er Jahre, gekennzeichnet durch z.B. Schnauzbart, Holzfällerhemden und Bluejeans, einer

Vielfalt von Dress- und Körpercodes, von verschiedenen Vorlieben und neuen Lebensentwürfen gewichen. Im Unterschied zu den 70ern und 80ern bezeichnen sich viele junge Frauen und Männer der nachwachsenden Generationen, die durchaus selbstbewußt ihre gleichgeschlechtlichen sexuellen Wünsche ausleben, nicht als lesbisch oder schwul. Sie lehnen Etikettierungen wie gay or straight, schwul, lesbisch oder hetero, als Beschränkungen und Einengungen, als – nach ihrem Selbstverständnis – ein »Identitätsgefängnis« ab.

Zugleich zersplitterte die sich vormals als politische Einheit verstehende Gay-Community in eine Vielzahl von Einzel-, Gruppen- und Koalitionsinteressen. Dazu zählen ethnische wie schwarze, weiße, hispanische, chinesische und thailändische Lesben- und Schwulenorganisationen, religiöse, wie jüdische, muslimische, katholische und protestantische oder freizeit- und sportorientierte wie Chöre, Schwimmer oder Biker. All diese Gruppen und Zusammenschlüsse haben wenig miteinander zu tun.

Dieser fortwährende und grundlegende Veränderungsprozeß bewirkt kollektive Verunsicherungen in der Gesellschaft, wie auch bei Lesben und Schwulen selbst. Als mehr oder weniger bewußte Reaktion auf diese Verunsicherungen reagieren Biomediziner mit dem Versprechen auf einen Wiedergewinn von sicheren Identitäten. In diesen biomedizinischen Untersuchungen lassen sich drei Ebenen der Argumentationsführung unterscheiden: eine auf das Individuum, eine auf das Kollektiv und eine auf die Gesamtgesellschaft bezogene.

Auf der *individuellen Ebene* sieht z.B. der Bioethiker Timothy Murphy einen wesentlichen Nutzen der biomedizinischen Untersuchungen darin, daß sich »die Menschen sicherer in ihren Identitäten fühlen, wenn sie ein und für allemal als schwul oder ›normal‹ gekennzeichnet würden«[3] (Murphy 1997: 164) Und er fügt hinzu: »Manche Menschen sind gegenüber der Homoerotik positiver eingestellt, wenn sie glauben, daß es ›biologisch‹ ist; das ist für sie so, als wäre es eine unausweichliche Schicksalhaftigkeit der Natur.« (Ebda: 179) Biologie als Schicksal! Hier wird davon ausgegangen, biomedizinische Forschung könne zum einen lesbische und schwule Identitäten stärken und zum anderen jene schmerzvollen Erfahrungen der Selbstdefinition und des Coming-Out erleichtern. Ähnlich der Hirnforscher Simon Le Vay, wenn er schreibt: »Die Biologie bestärkt Schwule darin, was sie über sich selbst wissen: Daß ihre Homosexualität (...) Bestandteil, definierender Aspekt ihres Seins ist und daß jeder Angriff auf ihre Homosexualität nicht nur einer auf ihr Verhalten, ihre Rechte und ihren Stolz ist, sondern auf sie selbst.« (Le Vay 1996: 295) Das homosexuelle Selbst gerät so in Abhängigkeit der biologischen

Deutung, was im Umkehrschluß auch bedeutet: Jede Kritik, jeder Zweifel an der Biologie wird als eine Kritik und als Zweifel, ja sogar Anschlag auf die Homosexuellen selbst gewertet. Dies kann als Versuch der Wissenschaftler verstanden werden, jede Kritik an ihrer Forschung zugleich als Angriff auf die Homosexuellen umzudeuten.

Selbst für die Eltern Homosexueller verspricht Le Vay positive Effekte der biologischen Deutungen: »Wenn Menschen mit einem einfachen Test als schwul oder ›normal‹ zu identifizieren sind, können sich Eltern von jeder Schuld freisprechen, in dem Sinne, daß sie keinen Fehler in ihrer Erziehung gemacht haben, weil ihre Kinder schwul sind. Sie können dann zu der Einsicht kommen, daß die sexuelle Orientierung ihrer Kinder Teil eines natürlichen Lotteriespiels ist und sie ihre elterlichen Pflichten nicht vernachlässigt haben.« (Murphy 1997: 163f) Nicht nur die Eltern sollen mit biologischen Theorien von ihren Selbstvorwürfen entlastet werden, sondern auch die Lesben und Schwulen selbst, denn er schreibt weiter: »(...) biologische Forschung zeigt, daß Schwulsein ein natürliches Verhalten ist und demzufolge etwas, das man akzeptieren kann bei sich oder anderen Menschen.« (Le Vay, zit.n. Murphy 1997: 165)

Die Erhöhung der Selbstakzeptanz durch eine quasi Selbstentschuldigung für das gesellschaftlich stigmatisierte Verhalten Homosexueller soll auch durch den »Natürlichkeitsdiskurs« erreicht werden. Hier dient die Biologie als Rechtfertigung. Doch eine Schuldfrage ist bekanntermaßen immer eine moralische. Schuld ist man nur an vermeintlichen Fehlern und das Sich-Einlassen auf die Schulddiskussion bedeutet eine – wenn auch uneingestandene – Zustimmung zum gesellschaftlichen Vorurteil, nach dem homosexuelle Lebensweise eine »unmoralische«, »erklärungsbedürftige« oder »minderwertige« sei. Außerdem ist die von den Forschern beschriebene Schaffung von Identität durch biologische Befunde kurzschlüssig, denn Identität stellt sich nicht durch Biologie her, sondern durch psychische Verarbeitung und soziales Handeln im Alltag.

Auf der zweiten, *kollektiven Ebene*, der Gay-Community, der lesbisch-schwulen Gemeinschaft, versprechen sich Biomediziner zwei Effekte. Im Unterschied zu anderen Ländern setzt sich die Bevölkerung der USA aus zahlreichen, oft klar abgegrenzten vielfältigen Minoritäten zusammen. Die staatliche Anerkennung von Minderheiteninteressen und -kulturen ist ein Eingeständnis von sozialen Ungleichheiten und somit systematischen Benachteiligungen bestimmter Gruppen der Gesellschaft. Die staatliche Anerkennung eines Minderheitenstatus hat spezifische Maßnahmen zur Folge, die diese Benachteiligungen abbauen helfen sollen. Deshalb ringen auch die Homosexuellen in den USA um die Anerkennung als Status

einer Minderheit. Die Anerkennung als eigene Minderheit, neben eth-
nischen, nationalen, religiösen etc., hat jedoch zur Voraussetzung eine
sogenannte »immutable class« zu sein, eine unveränderliche, einheitliche
und geschlossene Gruppe von Menschen, mit klar abgrenzbaren, vom
Staat als schützenswert erachteten Eigenschaften. Um den Status der
»Unveränderlichkeit« zu erreichen, argumentiert z.B. der Bioethiker
Murphy: »Wie Rasse und Geschlecht hat sexuelle Orientierung ein soziale
Dauerhaftigkeit – eine Unveränderlichkeit – ungeachtet aller möglichen
Interventionen und therapeutischen Entwicklungen.« (Murphy 1997:
186) Die Behauptung von der Unveränderlichkeit der Homosexualität
wird als Ziel einer biologischen Argumentation begriffen und die Ver-
öffentlichung immer neuer vermeintlicher Beweise als Strategie dafür
verfolgt.

Wird mit der Behauptung einer biologischen Anlage einerseits von
Biomedizinern versucht, die Homosexuellen als eine feste, einheitliche
Gruppe darzustellen, wird andererseits zugleich entgegen der bereits
beschriebenen Entwicklung der zunehmenden Ausdifferenzierung
schwuler Lebensstile mittels biologischer Forschung versucht, die ver-
lorengegangene Gay-Community wiederherzustellen, weil Biologie:
»dazu beiträgt, die Identität von Lesben und Schwulen als abgegrenzte
Gruppe innerhalb der gesamten Gesellschaft zu stärken« (Le Vay 1996:
284). Im Gegenzug zur Ausdifferenzierung schwuler und lesbischer
Lebensstile in sehr unterschiedlich gelebte Homosexualitäten und als
Reaktion auf die Auflösung der Gay-Community in Einzelgruppen soll
offensichtlich Biologie Einheit wiederherstellen.

In der Wiederherstellung einer kollektiven Einheit der verlorengegan-
genen Gay-Community und die staatliche Anerkennung als »immutable
class« sind die direkten Versprechen und Ziele einer biomedizinischen
Argumentation auf der kollektiven Ebene zu sehen. Hinter dieser Ein-
heitshoffnung verbirgt sich auch die Angst vor dem Verschwinden individueller wie kollektiver lesbischer und schwuler Identitäten in Reaktion
auf junge Frauen und Männer, die es ablehnen, sich als das eine oder
andere zu bezeichnen.

Auf der *gesellschaftlichen Ebene* geht es vor allem um das Versprechen,
daß von den Homosexuellen keine Gefahr ausgeht. Biomedizinische
Forscher erhoffen sich folgende, die Konflikte mit der heterosexuellen
Mehrheit befriedende Wirkung von der populären Rezeption ihrer Arbeiten: So ist z.B. Simon Vay der Überzeugung, »daß Naturwissenschaft
dazu beiträgt, das Verhältnis zwischen ›Normalen‹ und Schwulen zu
verbessern, einfach indem es den Status der Schwulen als naturwissenschaftliche Kategorie des Menschen betont.« (Le Vay 1996: 295) Und

weiter: »»Normale« Menschen dürften sich in Gegenwart von Schwulen wohler fühlen, und umgekehrt, wenn sie denken, daß sie sich durch objektivierbare Merkmale von ihnen unterscheiden und nicht ihre schmutzigen Vorstellungen, auf das ihnen unbekannte sexuelle Verhalten projizieren müssen.« (Ebd.) Die Reinigung des Homosexuellen von den »schmutzigen Sexualpraktiken« und die biologisch begründete Abgrenzung der Homosexuellen von den Heterosexuellen sind Zurichtungen der Homosexualität und Versicherungen der Gesellschaft gegenüber, daß sich Homosexualität deshalb nicht ausbreiten könnte, weil sie »in den Genen und den Körpern stecke«. Der/die Homosexuelle bleiben die biologisch begründet anderen. Die Harmlosigkeit oder Ungefährlichkeit der Homosexuellen und ihre Definition als biologisch Andere sind in den Augen der Biomediziner die unabdingbaren Voraussetzungen für deren Anerkennung als »immutable class« durch den Staat.

Und genau diese Versprechen sind ein wesentlicher Grund dafür, daß die renommiertesten wissenschaftlichen Zeitschriften Raum für die Veröffentlichung dieser Untersuchungen zur Verfügung stellen. Und auch der Grund dafür, daß die internationale Presse neue biologische Deutungen der Homosexualität bereitwillig in die Schlagzeilen bringt, dürfte hier zu suchen sein.

Mit diesen Versprechen auf den genannten drei Ebenen empfehlen sich die Biowissenschaften als Leitwissenschaften für die Interpretation all jener Probleme, die im Zusammenhang mit Homosexualität in einer Gesellschaft auftreten. Die Definition der Homosexualität als biologische Kategorie, kann jedoch weder den Coming-Out Prozeß ersetzen oder das Stigma-Management erleichtern, noch eine politisch agierende Gay-Community als Einheit wiederherstellen oder gar die Widersprüche und Schwierigkeiten, die die amerikanische oder andere Gesellschaften mit homosexuellen Minderheiten hat, lösen.

3.   *Die biomedizinische Beschäftigung mit Homosexualität:*
      Rückfall, Verlust und Gefahr

3.1   *Rückfall*

Der eingangs aufgezeigte Deutungsrahmen biomedizinischer Forschung über Homosexualität – Heterosexualität, Reproduktion, Zweigeschlechtlichkeit und Natürlichkeit – wurde im ausgehenden 19. Jahrhundert geprägt und bis in die Gegenwart nicht überwunden. Auch die Forschungsansätze, die nach den körperlichen Differenzen zwischen Homo- und Heterosexuellen suchende Ursachenforschung ist geblieben, wie auch der zentrale Leitsatz gilt, wonach der homosexuelle Mann ein Mann mit weiblichen Eigenschaften sei, und die homosexuellen Frau, eine mit männlichen Eigenschaften sei. Homosexualität stellt sich noch immer nur über die biologische Abweichung, über defizitär ausfallende Vergleiche mit Heterosexuellen her. Insofern ist das gegenwärtige Wiederaufgreifen biomedizinischer Forschungen auch als ein wissenschaftlicher Rückfall zu bezeichnen. Allein im Festhalten an diesen Theoremen ignoriert biomedizinische Forschung die immensen Erkenntnisse der Psychologie, Psychoanalyse und vor allem der Sozialwissenschaften der letzten 50 Jahre. Die meist marginalen Bemerkungen einiger Sexualbiologen von einer sozialen Modifikation biologischer Anlagen sind eher ein Zugeständnis an den Zeitgeist und können diesen Reduktionismus nicht kaschieren. Oft verteidigen die Anhänger biologischer Erklärungen der Homosexualität ihren Ansatz in dem sie ein simples wie unzutreffendes Freund-Feind-Schema konstruieren, wie etwa das folgende: »Naturwissenschaftliche Forschung über die *Ursachen* der Homosexualität spielt zwar eine geringe Rolle bei der Befreiung der Homosexuellen, dennoch ist festzustellen, daß fast alle die Anhänger psychodynamischer, [d.h. psychoanalytischer, R.H.] und sozialer Theorien Gegner der Befreiung der Homosexuellen sind, und jene, die für die Freiheiten Homosexueller plädieren, neigen eher zu genetischen oder anderen biologischen Theorien.« (Le Vay 1996: 228f.) Wissenschaftliche Kritik oder gegensätzliche Auffassungen werden schlicht als politische Gegnerschaft diffamiert. Annahmen, Hypothesen und Theorien über kulturelle, soziale und psychische Prozesse sind sehr verschieden. Ausdruck dafür ist beispielsweise die Essentialismus-Konstruktivismus-Dabatte der 80er und frühen 90er Jahre, in der – vereinfacht ausgedrückt – eine auf der biomedizinischen Denkrichtung basierende Historisierung der Homosexualität einer sozial-historischen Deutung der Transformation gleichgeschlechtlichen Begehrens in homosexuelle Identitäten gegenüberstand. Heute hingegen dient der konstruktivistische Ansatz den Sexualbiologen als Feindbild schlechthin. So behauptet Murphy in einer offenbar bewußten Missinterpretation: »Sozial-konstruktivistische Ansätze über erotische Interessen – Ansätze also, die davon ausgehen, daß sich Menschen in verschiedene sexuelle Rollen hinein entwickeln könnten – erhalten mindestens genauso viele Hoffnungen [auf Therapie wie biologische Theorien, R.H.], insofern sie davon ausgehen, daß die sexuellen Wünsche der Menschen ein weißes Blatt wären, auf das sich soziale Formen einschreiben. Diese Art der Auffassung von Passivität und Veränderlichkeit über erotische Wünsche sind der fruchtbare Boden für die Verfechter der Therapien von sexueller Orientierung.« (Murphy 1997: 91) Murphy benutzt hier die Metaphorik sexueller Klischees von Weiblichkeit –, die Passivität, die

Veränderlichkeit und die (Un-)Fruchtbarkeit –, die häufig auch homosexuellen Männern zugeschrieben werden, um seine wissenschaftlichen
Gegner zu denunzieren.

3.2 Verlust

Die in nahezu allen Arbeiten enthaltene Annahme von nur zwei »objektiven Kategorien«, das Vorhandensein einer homosexuellen Anlage oder
nicht, läßt nur eine Zweiteilung in Homosexuelle und Heterosexuelle
zu. Doch die, wie spätestens seit Kinsey bekannt ist, wohl von vielen
Menschen kürzer oder länger gelebten homosexuellen Perioden ihrer
Biographie, die jenseits fester Identitätsschemata liegen, werden völlig
ignoriert, ebenso wie die aktuelle Tendenz junger Menschen homosexuell zu leben, ohne sich als solche zu bezeichnen. Biologische Deutungen
der Homosexualität zwängen homosexuelle Wünsche einerseits in ein
simples »Entweder-Oder-Schema« und blenden andererseits all jene
Aspekte von Lebensstilveränderung und Sinngebung Homosexueller
aus, indem sie auf das ständig gleiche verweist: die Biologie der Ursachen
und Differenzen. Die Annahme einer unveränderlichen Natürlichkeit
legt nahe, daß jene sich ständig vollziehenden sozialen Veränderungen
eine Wiederkehr eines nur biologisch deutbaren Gleichen sind; und
genau hierin besteht ein Verlust.

Auch der gesellschaftliche Umgang mit Homosexualität, der durch
biologische Deutungen »verbessert« werden soll, wird ebenso verkürzt,
wie die Ursachensuche selbst. Wenn auch die erwünschte Wirkung der
Forschungen ist, Antihomosexualität in der Gesellschaft abzubauen, so
ist der vorgeschlagene Weg die Aufklärung der Bevölkerung über die
Biologie der Homosexualität: »Ein beträchtlicher Anteil – vielleicht die
Hälfte der Bevölkerung – hält daran fest, Homosexualität als nicht anderes
als ein Verhalten zu sehen. Und genau in dieser Gruppe ist die meiste
Homophobie [Homosexuellenfeindlichkeit, R.H.] vorhanden und der
stärkste Widerstand gegen Zugeständnisse von Zivilrechten zum Schutz
der Homosexuellen« (Le Vay 1996: 285). Simon Le Vay geht also von
der irrigen Prämisse aus, wenn alle an die biologische Determination der
Homosexualität glaubten, gebe es keine Antihomosexualität mehr. Hiermit verschließt er sich jedes wissenschaftlichen Verständnisses für die
sozialen und politischen Ursachen von Antihomosexualität sowie einen
Zugang zu Erkenntnissen der letzten 50 Jahre über Stigmatisierungs-
prozesse. Dieser Vorschlag suggeriert, man könne – um einen aktuellen
Vergleich anzustellen – Ausländerfeindlichkeit oder Antisemitismus
in der Bundesrepublik Deutschland am besten mit der Aufklärung über

rassische Besonderheiten der Ausländer oder Juden bekämpfen. Die Biologisierung der Homosexualität gleicht einem solchen Rassismus.

3.3 Gefahr

Biomedizinische Forschungen über Homosexualität sind nicht ohne Geschichte, auch die Indienstnahme ihrer Ergebnisse nicht. (Herrn 1995) In der ersten Hälfte des 20. Jahrhunderts wurden die Ergebnisse in Abhängigkeit von gesellschaftlichen Bewertungen einmal als degenerative pathologische Erscheinung, ein anderes mal als defizitäre Natürlichkeit interpretiert. Alle diese Ergebnisse wurden jedoch für die Entwicklung therapeutischer Eingriffe benutzt, seien es Hodenüberpflanzungen in den Jahren zwischen 1917 und 1923, seien es Hormonimplantationen an homosexuellen KZ-Häftlingen oder seien es Kastrationen Homosexueller in der Zeit des Nationalsozialismus. Nicht zu vergessen die hirnchirurgischen Eingriffe mit massiven Persönlichkeitsverstümmelungen Homosexueller in den sechziger und siebziger Jahren in der Bundesrepublik Deutschland (Sigusch 1977). Diese Indienstnahme fand in der eugenischen Bevölkerungspolitik der Nationalsozialisten als biomedizinisches Verfolgungsinstrument ihren Höhepunkt. Durch dieses Wissen um die verhängnisvolle Tradition waren biomedizinische Forschungen bis in die achtziger Jahre hinein bei Homosexuellen weitgehend diskreditiert. Erst mit der erneuten Aufwertung der Naturwissenschaften gegenüber den Sozialwissenschaften und Geisteswissenschaften in den achtziger Jahren, den die Genetikerin Ruth Hubbard »Backlash« nennt (Hubbard/Wald 1999), begann eine erneute Diskussion biologischer Deutungen menschlichen Verhaltens. Mit dem Aufschwung der Molekulargenetik und insbesondere dem »Human Genom Project« entstanden Spekulationen und Heilsversprechen über neue Diagnostiken und Therapiemöglichkeiten. Nun begann erneut die Suche nach den biologischen Ursachen sozialer Phänomene, so auch der Homosexualität. Über die sich aus ihren Untersuchungen ergebenden praktisch-therapeutischen Folgen sind sich jene Biomediziner nur zum Teil bewußt. Die potentiellen Gefahren, die sich aus den Anwendungen ihrer Forschungen ergeben, werden mit dem Verweis auf die stabilen Demokratien westlicher Gesellschaften, in denen Forschungsergebnisse kaum mißbraucht werden würden, bagatellisiert. Diese Blindheit gegenüber den Folgewirkungen wird in der folgenden Passage, wiederum von Simon Le Vay, besonders deutlich: »Ich bin überzeugt, daß die meisten der zeitgenössischen Sexologen zu aller erst von intellektueller Neugier getrieben werden und nicht von den möglichen Konsequenzen, die sich aus ihren Forschungen ergeben. (...)

Unterschiede hinsichtlich Geschlecht und sexueller Orientierung sind bedeutende Aspekte menschlicher Vielfalt, sie sind es wert untersucht zu werden, ohne Rücksicht darauf, welcher angenommene Nutzen oder welches Leid diese Forschungen nach sich ziehen können« (Le Vay 1996: 284). Nach dieser Auffassung sind durch diese Forschungen verursachtes Leid oder mögliche weitere negative Folgen durch das Forschungsinteresse entschuldbar. Es zeigt sich hier eine Überhebung des Forschers, der die wissenschaftliche Neugier und gut gemeinte Absichten über potenzielles menschliches Leid stellt.

Ausgehend von verschiedenen Ansätzen über die biologischen Ursachen der Homosexualität werden gegenwärtig von Biomedizinern in den USA eine Reihe von medizinischen Manipulationen als mögliche Anwendungsfelder ihrer Forschungen diskutiert, die offen legen, welches Gefahrenpotential von diesen Diskussionen ausgehen kann.

Auf dem Feld der vorgeburtlichen Gendiagnose beispielsweise haben einige der Autoren keine Bedenken, genchirurgische Eingriffe bei Föten durchzuführen. Auch befürworten einige eine sich aus einer entsprechenden Diagnose ergebende Abtreibung, sofern es die Mutter bzw. die Eltern wünschen und diese über mögliche Risiken aufgeklärt worden sind. Die folgende, von dem Bioethiker Timothy Murphy geäußerte Meinung – »Nichtsdestoweniger möchte ich am Recht der Eltern festhalten, pränatale Techniken zu nutzen, Abtreibung eingeschlossen, um zu vermeiden, ein schwules Kind zu bekommen. Vorausgesetzt, daß diese Techniken sicher und wirksam sind und daß sie das Interesse des Kindes nicht beschädigen.« (Murphy 1997: 134) – wird in ihrer Konsequenz von Simon Le Vay noch übertroffen. Der Neuroanatom Vay propagiert eine sogenannte demokratische Eugenik: »Indem wir Eltern diese Wahl an die Hand geben, werden wir eine neue Eugenik einführen, eine demokratische ›do-it-yourself‹-Eugenik, die das Übel der Vergangenheit vermeiden wird.« (Le Vay 1996: 271) Das Übel der Vergangenheit, welches er meint, ist die Euthanasie und Massenvernichtung sogenannten »unwerten Lebens«. Der diesem Vorschlag zugrunde liegende Begriff von Demokratie kann nur als naiv und letztendlich gefährlich bezeichnet werden. Denn die »do-it-yourself«-Eugenik überantwortet es dem Einzelnen zu entscheiden, was gute und wünschenswerte bzw. schlechte und unerwünschte Eigenschaften von Nachkommen sind. Zu welcher Kategorie Homosexualität gehören würde, läßt sich leicht erahnen.

Im Hinblick auf eine Therapie Homosexueller lassen sich folgende Positionen zu finden: Obwohl bis heute weder eine biologische Anlage für Homosexualität nachgewiesen wurde, noch eine entsprechende »Verursachungs-Substanz« im Körper gefunden ist, spekulieren einige

Autoren über den Fall, was wäre, wenn diese Substanz gefunden würde, und welche therapeutischen Schlußfolgerungen daraus zu ziehen wären. Dazu wiederum Simon Le Vay: »Ich glaube auch nicht, daß es rechtliche Verbote für die Anwendung genetischer oder neurochirurgischer Techniken zur Änderung der sexuellen Orientierung geben sollte, sofern sie irgendwann verfügbar sein werden. Gewiß sollte es Regelungen geben, daß solche Verfahren sicher und wirksam sind: Das Desaster und die Enttäuschung der Vergangenheit machen das eindrücklich klar.« (Le Vay 1996: 286) Wie sich anhand der Geschichte belegen läßt, meint dieses Desaster Hirnverstümmelungen oder Kastrationen bei Homosexuellen, und die Enttäuschung meint Persönlichkeitsdeformationen.

Biologische Forschungen halten, so paradox es klingen mag, bei jenen Menschen, die ihre Homosexualität nicht annehmen können, die Wünsche und Hoffnungen nach Therapie immer mit aufrecht. Trotzdem haben einige Biomediziner wiederum keine generellen Einwände gegen eine Therapie der Homosexualität, allein die Enttäuschung über die Wirkungslosigkeit und die Effektivität sind ausschlaggebende Kriterien für deren Umsetzung. Die Frage für jene Biomediziner ist also nicht, ob Prävention oder therapeutische Eingriffe bei Homosexualität erlaubt sind, sondern allein was ihrer Meinung nach die Voraussetzungen für ihre Umsetzung sein sollten. Und hier lassen sich angeben:

– der Wunsch der Eltern oder des betreffenden Homosexuellen nach Abtreibung oder Therapie,

– die Wirksamkeit, mit der die sexuelle Orientierung geändert werden kann und

– die Sicherheit der Durchführung der entsprechenden Manipulation.

Diese Positionen im Hinblick auf die therapeutischen Konsequenzen läßt sich keineswegs für alle Vertreter dieser Forschungsrichtung behaupten. Die Kritik an den biomedizinischen Forschungen zur Homosexualität, wie sie hier in den Dimensionen »Rückfall«, »Verlust« und »Gefahr« vorgetragen wurden, wird in der Regel bei den Wissenschaftlern mißverständlich oder fehlinterpretiert aufgenommen. Die Biomediziner wähnen sich ausdrücklich nicht nur als Helfende auf der Seite der Homosexuellen, sondern sie sind häufig selbst homosexuell. »Viele dieser biologisch orientierten Forscher sind tatsächlich selbst schwul (...). Aber auch unter jenen, die nicht schwul sind, ist die große Mehrheit durchaus schwulen freundlich, unterstützend gegenüber den Rechten der Schwulen und so weiter.« (Murphy 1997: 283) Die Tatsache, daß die Forschenden selbst Lesben und Schwule sind, soll ihre Forschungen legitimieren, wie im nachfolgenden Zitat deutlich wird: »Biologische Forschung ist ganz auf der Seite der Schwulen in ihrer Suche nach einer objektiven Identität

und daran, den Blick zu wenden von dem ›was wir tun‹ auf das ›was wir
sind‹.« (Le Vay 1996: 286)

Eine deutlich davon abgegrenzte Position im Hinblick auf die Verwer-
tung seiner Forschungsergebnisse formuliert Dean Hamer, Autor einer
Chromosomen-Studie: Ihm zufolge gilt es zu verhindern, daß die medizinische Indienstnahme von Ergebnissen biologischer Forschung für
diagnostische Verfahren und therapeutische Eingriffe dem Selbstlauf zu
überlassen bleiben. Hamer stellt sich explizit der Verantwortung, indem
er schreibt: »(...) wenn ich eine Verbindung zwischen Genen und der
sexuellen Orientierung entdeckt habe, bin ich für die Ergebnisse verantwortlich, und ich empfinde eine tiefe Verpflichtung, alles in meiner
Macht liegende zu tun, daß die Ergebnisse nicht mißbraucht werden.«
(Hamer/Copeland 1994:216) Hierzu schlägt Hamer, der nach meiner
Kenntnis einer der wenigen Biomediziner ist, der sich überhaupt zum
Thema Mißbrauch äußert, drei Möglichkeiten vor:

– Aufklärung über die Gefahren des Tests oder der Gentherapie,
– Entwicklung von Richtlinien zur ethischen Umsetzung genetischer
  Forschung sowie
– Schutz vor kommerzieller Anwendung durch Patentanmeldung und
  somit Kontrolle über die praktische Anwendung. (Hamer/Copeland
  1994: 218f)

Die offensichtliche Realitätsferne und Wirkungslosigkeit dieser Vorschläge vor dem Hintergrund übermächtiger politischer und wirtschaftlicher
Interessen konnte der Wissenschaftsjournalist Chandler Burr (1999)
aufzeigen. Er prüfte diese Vorschläge anhand von Interviews mit Vertretern einiger jener Institutionen, die in den USA für die Entwicklung
und Anwendung von Gentests zuständig sind. Im Ergebnis gab es kaum
Vorbehalte gegen die Entwicklung und Bereitstellung derartiger Gentests und auch die interviewten Mediziner, die in den USA pränatale Diagnostik durchführen, äußerten keine Bedenken gegen einen solchen Test,
sofern er von den schwangeren Frauen bzw. von den Eltern gewünscht
würde. Daß darüber hinaus vitale wirtschaftliche und politische Interessen
an solchen Tests existieren, wurde auch von militärischen Einrichtungen
wie auch von Versicherungsgesellschaften signalisiert. Für das Militär in
den USA ist Homosexualität ein Entlassungsgrund und die Versicherungsgesellschaften wollen das Aids-Risiko homosexueller Männer aus-
schließen.

An einem historischen Beispiel möchte ich die aufgezeigten Verwick-
lungen der biologischen Forschung abschließend nochmals illustrieren:
Magnus Hirschfeld, 1897 Mit-Initiator der ersten Homosexuellenorgani-
sation, aufklärender Eugeniker, Mit-Begründer der Sexualwissenschaft

und des gleichnamigen Instituts, trat ebenfalls mit biomedizinischen Forschungen, getreu dem Motto: »per scientiam ad justitiam« – »durch Wissenschaft zur Gerechtigkeit« für emanzipatorische Ziele Homosexueller ein. Als sich aus Hirschfelds genetisch-hormonellen Deutung der Homosexualität therapeutische Konsequenzen ergaben, konnte er sich nicht enthalten, einige seiner homosexuellen Patienten zur Transplantation von vermeintlich heterosexuellen Hoden zu überweisen. Die Rolle Hirschfelds, die sich aus diesem Widerspruch ergab, hat Gunter Schmidt (1984) mit »Helfer und Verfolger« treffend charakterisiert. Hirschfeld wurde von den Nazis als gefährlicher Sittenverderber denunziert und verfolgt, seines Lebenswerkes und Eigentums beraubt und ins Exil getrieben, wo er 1935 starb. Biologische Deutungen der Homosexualität wurden von den Nazis im eugenischen Diskurs instrumentalisiert, so daß von einem Kritiker heute Hirschfeld in ahistorischer Weise als Wegbereiter der NS-Verfolgung Homosexueller gebrandmarkt wird. (Kratz 2000)

Biomedizinische Forschung nach den Ursachen der Homosexualität muß die therapeutische Umsetzung und gesellschaftlichen Konsequenzen ihrer Ergebnisse mit bedenken, eine Selbstverständlichkeit, die offenbar als solche vielfach nicht wahrgenommen wird. Biomediziner können sich heute nicht damit rechtfertigen, die potentiellen Gefahren, die sich aus ihren Forschungen ergeben, seien nicht abzuschätzen. Sie sind für jegliche Konsequenz verantwortlich. Biologisches Denken versucht Homosexualität als natürliche Kategorie zu erschaffen und läuft dabei Gefahr, Homosexuelle auszulöschen.

Korrespondenzadresse:
Dr. Rainer Herrn
Magnus-Hirschfeld-Gesellschaft
Chodowieckistraße 41
10405 Berlin
e-mail: rainerherrn@gmx.de

Anmerkungen

1   Der Aufsatz basiert auf einem Vortrag »The biological redefinition of homosexuality« anläßlich der Jahrestagung der European Sexological Association am 1. Juli 2000 in Berlin. Für die kritischen Hinweise bei der Erarbeitung des Manuskriptes danke ich Robert Kohler.

2   Einen Überblick über die Ursprünge, Entwicklungen und Ausdifferenzierungen biologischer Deutungen der Homosexualität wie auch profunde Kritiken an den einzelnen Ansätzen finden sich in DeCecco/Parker 1995.

3   Die Übersetzungen der Zitate aus dem Englischen wurden vom Autor selbst besorgt.

Literatur

Bagemihl, Bruce: Sexual Exuberance. Animal Homosexuality and Natural Diversity. New York 1999

Bailey, Michael J./Pillard, Richard C.: A Genetic Study of Male Sexual Orientation. Archives of General Psychiatry 48: 1089-1096 (1991)

Burr, Chandler: A Seperate Creation. The Search for the Biological Origins of Sexual Orientation. Collingdale/Pensilvenia 1999

DeCecco, John P./Parker, David A. (Ed.): Sex, Cells and Same-Sex Desire. The Biology of Sexual Preference. New York 1995

Hall, J.A.Y./Kimura, D.: Dermatoglyphic Assymetry and Sexual Orientation in Men. Behavioral Neuroscience 108: 1203-1206 (1994)

Hamer, Dean/Copeland, Peter: The Science of Desire. The Search for a Gay Gene and Biology of Behavior. New York 1994

Hamer, Dean/Hu, Stella/Magnuson, Victoria L./Hu, Na/Pattatucci, Angela M. L.: A Linkage Between DNA Markers on the X Chromosome and Male Sexual Orientation, in: Science 261: 321-327 (1993)

Herrn, Rainer: On the History of biological Theories of Homosexuality, in: DeCecco/Parker 1995: 31-57

Hubbard, Ruth/Wald, Elijah: Exploding the Gene Myth. Boston 1999

Kratz, Peter: Der Streicher des Sex, in: Konkret 4: 60-61 (2000)

Le Vay, Simon: Queer Science. The Use and Abuse of Research into Homosexuality. Cambridge, Massachusetts 1996

Murphy, Timothy: Gay Science. The Ethics Of Sexual Orientation Research. New York 1997

Schmidt, Gunter: Helfer und Verfolger. Die Rolle von Wissenschaft und Medizin in der Homosexuellenfrage, in: Mitteilungen der Magnus-Hirschfeld-Gesellschaft, 3: 21-33 (1984)

Sigusch, Volkmar: Medizinische Experimente am Menschen. Das Beispiel Psychochirurgie. Jahrbuch für kritische Medizin 1977, Beilage zu AS 17

Sommer, Volker: Wider die Natur? Homosexualität und Evolution. München 1990

Weinrich, James: A New Sociobiological Theory of Homosexuality Applicable to Societies with Universal Marriage. Ethology and Behavior, 8: 37-47 (1987)

Weinrich, James: Sexual Landscape: Why We Are What We Are, Why We Love Whom We Love. New York 1987

Williams, Terrance J. et al.: Finger-lenght Ratios and Sexual Orientation. Measuring People's Finger Patterns May Reveal Some Surprising Information. Nature 404: 455 (2000)

Über die AutorInnen

Baum, Erika, geb. 1951, Univ.-Prof. Dr. med., Ärztin für Allgemeinmedizin, Zusatzbezeichnung Sportmedizin, seit 1990 Professorin für Allgemeinmedizin in Marburg (halbtags), seit 2001 Leiterin der Abteilung für Allgemeinmedizin, Präventive- und Rehabilitative Medizin am Medizinischen Zentrum für Methodenwissenschaften und Gesundheitsforschung, seit 1988 Allgemeinarztpraxis (Gemeinschaftspraxis) in Biebertal bei Gießen, Wissenschaftliche Schwerpunkte: Kardiovaskuläre Prävention, Checkup-Untersuchung, Arzt-Patienten-Beziehung und geschlechtsspezifische Einflüsse, Menopause, Hausgeburten, Früherkennung M. Parkinson, Rückenschmerz.

Borgers, Dieter, geb 1947, PD Dr. med., Präventivmedizin, Sozialmedizin und Allgemeinmedizin. Abteilung für Allgemeinmedizin der Universität Düsseldorf, Zentrum für Sozialpolitik der Universität Bremen. Arbeitsgebiete: Gesundheitsberichterstattung, Leitlinien, Cholesterin und Risikofaktoren. Redakteur der Kritischen Medizin im Argument 1975-1995, seit 1997 Mitglied des Redaktionsbeirats des »Jahrbuchs für kritische Medizin«.

Brockmann, Silke, geb. 1953, 1974-77 Germanistikstudium in Hamburg u. Bochum, 1978-84 Medizinstudium in Bochum, seit 1989 in Dortmund als Allgemeinärztin niedergelassen, seit 1999 zusätzlich wissenschaftliche Mitarbeiterin der Abteilung für Allgemeinmedizin, Universitätsklinikum Düsseldorf, im Rahmen des DEGAM-Projekts »Entwicklung hausärztlicher Leitlinien«.

van den Bussche, Hendrik, geb. 1945, Prof. Dr. med., Leiter des Arbeitsschwerpunktes Allgemeinmedizin und Gesundheitssystemforschung am Universitätsklinikum Hamburg-Eppendorf. Vorstandsmitglied der Deutschen Gesellschaft für Allgemeinmedizin, Forschungs- und Beratungstätigkeit zu Strukturproblemen des Gesundheitswesens und der Gesundheitsberufe sowie der Aus-, Fort- und Weiterbildung in den ärztlichen und pflegerischen Berufen.

Dörr, Christa, Fachärztin für Allgemeinmedizin und Psychotherapeutische Medizin, niedergelassen in einer psychosomatischen Schwerpunktpraxis im Landkreis Hannover.

Donner-Banzhoff, Norbert, geb. 1956, Priv doz., Dr. med., MHSc (Univ. Toronto/ Kanada), Arzt für Allgemeinmedizin in Marburg, Wiss. Mitarbeiter an der Abteilung für Allgemeinmedizin an der dortigen Universität. Seit 1996 Leiter des Studienprogramms »Klinische Evaluation« an der Universität Marburg; Arbeitsschwerpunkte: professionelle Lernprozesse, kardiovaskuläre Prävention, die Patient-Arzt-Beziehung, Praxisforschung.

Fiene, Michael, geb. 1966, Ärztliche Zentralstelle Qualitätssicherung, Ärztlicher Referent, Hauptarbeitsgebiet: (EDV-gestützte) Leitlinien-Implementierung.

Herrn, Rainer, Dr., Natur- und Sozialwissenschaftler in Berlin. Seit 1991 Leiter der Forschungsstelle zur Geschichte der Sexualwissenschaft der Magnus-Hirschfeld-Gesellschaft. Lehrveranstaltungen, Veröffentlichungen und Ausstellungen zu sozial-, sexual- und gesundheitswissenschaftlichen Themen.

Kilbinger, Claudia, geb. 1973, Abitur 1993 in Mainz, anschließend Sprachkurs in Angers, Frankreich. 1994 Beginn des Medizinstudiums in Hamburg, 1997/1998 Studienjahr in Bordeaux, gleichzeitig Beginn der Doktorarbeit bei Prof. van den Bussche über den Einfluß der französischen Gesundheitsreform auf die primärärztliche Versorgung in Frankreich, September 2000 Zweites Staatsexamen, seit Oktober 2000 PJ am Klinikum Darmstadt (Universität Frankfurt a. M.).

Kirchner, Hanna, geb. 1965, Ärztliche Zentralstelle Qualitätssicherung, Ärztliche Referentin, Hauptarbeitsgebiet: Leitlinien-Implementierung.

Maisel, Peter, geb. 1950, Dr. med., Facharzt für Allgemeinmedizin, niedergelassen in einer Gemeinschaftspraxis im Emsland, seit 1994 Lehrbeauftragter für Allgemeinmedizin an der Westfälischen Wilhelms-Universität Münster, Mitglied des Arbeitskreises Leitlinien der DEGAM, Hauptarbeitsgebiete: Leitlinienentwicklung, insbesondere Diagnostik und Therapie der Müdigkeit; Harnblasenfunktionsstörungen; Internet für Mediziner.

Maschewsky, Werner, geb. 1944, Prof. Dr., Dipl.-Psych., Programmierer, wiss. Ass. an der FU Berlin, wiss. Mitarbeiter am Wissenschaftszentrum Berlin. Seit 1984 Prof. für Sozialmedizin an der FH Hamburg. Arbeitsschwerpunkte: Sozialpolitik, Arbeits- und Umweltmedizin.

Ollenschläger, Günter, geb. 1951, Prof. Dr. med. Dr. rer. nat., Geschäftsführer der Ärztlichen Zentralstelle Qualitätssicherung.

Schmacke, Norbert, geb. 1948, Prof. Dr. med., Internist, Sozialmediziner, Arzt für öffentliches Gesundheitswesen. Leiter des Stabsbereichs Medizin beim AOK-Bundesverband. Alternierender Vorsitzender des Arbeitsausschusses Ärztliche Behandlung im Bundesausschuss der Ärzte und Krankenkassen. Hochschullehrer am Fachbereich Human- und Gesundheitswissenschaften der Universität Bremen Bücher- und Zeitschriftenveröffentlichungen zur Geschichte der Psychiatrie, zur NS-Medizin, zum öffentlichen Gesundheitswesen und zu patientenzentrierter medizinischer Versorgung.

Urban, Hans-Jürgen, geb. 1961, Diplom-Politologe, Leiter der Abteilung Sozialpolitik beim Vorstand der IG Metall, von Januar bis März 2001 Gastwissenschaftler am Wissenschaftszentrum Berlin für Sozialforschung (Arbeitsgruppe Public Health), Hauptarbeitsgebiete: Sozialpolitik, insbesondere Renten-, Gesundheits- und Arbeitsmarktpolitik, Gewerkschaftspolitik, Theorie und Praxis des Wohlfahrtsstaates.

Call for Papers – JKM 37:
»Aus-, Weiter- und Fortbildung«

»Aus-, Weiter- und Fortbildung« in den Gesundheitsberufen ist seit vielen Jahren ein Dauerbrenner in der gesundheitspolitischen und fachlichen Auseinandersetzung. In den letzten Jahren hat sich einiges getan. Neue Berufsbilder wurden entwickelt, eine Vielzahl von Pflegestudiengängen bietet unterschiedliche Profilierungen an, durch die »Experimentier-klausel« haben die medizinischen Fakultäten mehr Freiheit innovative Studienmodelle in die Praxis umzusetzen und die Absolventen neuer akademischer Spezialisierungen drängen auf den Arbeitsmarkt. Neue Lehr- und Lernformen versprechen bessere Gesundheitsprofis für die Zukunft.

Band 37 des Jahrbuchs für Kritische Medizin wird sich unter dem Schwerpunktthema »Aus-, Weiter- und Fortbildung« mit Erfolgen, Aussichten und Fehlentwicklungen beschäftigen.

Alle an diesem Themenkomplex Interessierten sind eingeladen, mit eigenen Beiträgen an diesem Band mitzuwirken. Wir bitten um die Einsendung von ein- bis zweiseitigen Exposés bis zum 31. Januar 2002. Für angenommene Beiträge ist der Redaktionsschluss am 30. April 2002. Exposés und Manuskripte senden Sie bitte an:

Jahrbuch für Kritische Medizin
c/o Dr. Uwe Lenhardt
Arbeitsgruppe Public Health
Wissenschaftszentrum Berlin für Sozialforschung
Reichpietschufer 50
10785 Berlin
e-mail: uwe@medea.wz-berlin.de

Bestellschein

senden an: Jahrbuch für Kritische Medizin c/o Uwe Lenhardt
Wissenschaftszentrum Berlin für Sozialforschung
Reichpietschufer 50 – 10785 Berlin – Tel.: (030) 25491-500 Fax: (030) 25491-556

Abonnement

Hiermit abonniere ich das Jahrbuch für Kritische Medizin (2 Bände pro Jahr)
zum Preis von DM 39,00 pro Jahr (zuzüglich DM 5,00 Versandkosten)

❏ ab sofort   ❏ ab Nr. ....

_____
Name, Vorname

_____
Straße/PLZ/Ort

_____
Datum/Unterschrift

Zahlungsweise

❏ Ich zahle gegen Rechnung

❏ Einzugsermächtigung
Ich erlaube dem Argument-Ariadne-Versand, Reichenberger Straße 150, 10999 Berlin,
den Abo-Betrag bis auf Widerruf von meinem Konto abzubuchen.

_____
KontoinhaberIn   Konto-Nr.

_____
Geldinstitut/BLZ   Datum / Unterschrift

Einzelbestellung

Hiermit bestelle ich folgende Bände des Jahrbuchs für Kritische Medizin
zum Einzelpreis von DM 29,80, zzgl. DM 2,50 Versandkosten:

❏ JKM 30: Zwischenzeiten
❏ JKM 31: Chronische Erkrankungen
❏ JKM 32: »... aber vieles besser«? Gesundheit »rot-grün«
❏ JKM 33: Kostendruck im Krankenhaus
❏ JKM 34: Standardisierungen in der Medizin

_____
Name, Vorname

_____
Straße/PLZ/Ort

_____
Datum/Unterschrift